Norbert Herschkowitz
Elinore Chapman Herschkowitz

Das vernetzte Gehirn

HUBER

Norbert Herschkowitz
Elinore Chapman Herschkowitz

Das vernetzte Gehirn

Seine lebenslange Entwicklung

4., vollständig überarbeitete und erweiterte Auflage

Verlag Hans Huber

Adresse des Autors:

Professor Dr. med. Norbert Herschkowitz
Pourtalèsstrasse 57
CH-3074 Muri bei Bern

Lektorat: Jürg Flury
Herstellung: Peter E. Wüthrich
Umschlag: Atelier Mühlberg, Basel
Druckvorstufe: PTP-Berlin Protago TEX-Produktion GmbH
Druck und buchbinderische Verarbeitung: Hubert & Co., Göttingen
Printed in Germany

Bibliografische Information der Deutschen Bibliothek
Die Deutsche Bibliothek verzeichnet diese Publikation in der Deutschen Nationalbibliografie; detaillierte bibliografische Daten sind im Internet über http://dnb.ddb.de abrufbar.

Anregungen und Zuschriften bitte an:
Verlag Hans Huber
Hogrefe AG
Lektorat: Medizin
Länggass-Strasse 76
CH-3000 Bern 9
Tel: 0041 (0)31 300 4500
Fax: 0041 (0)31 300 4593
verlag@hanshuber.com
www.verlag-hanshuber.com

4., vollständig überarbeitete und erweiterte Auflage 2009

ISBN 978-3-456-84696-5

Inhaltsverzeichnis

Vorwort zur vierten Auflage

«Die einzige Möglichkeit zu leben – ist älter zu werden ...»

Diese Abschiedsworte der ehemaligen Verwalterin des Berner Kinderspitals führten mir mit aller Deutlichkeit vor Augen, wie wichtig es ist, das Alter nicht als gesonderte Phase für sich zu betrachten, sondern als natürlichen Teil des ganzen Lebenslaufs. Dabei spielt die lebenslange Entwicklung des menschlichen Gehirns eine zentrale Rolle. Von der Geburt bis zum Tod laufen Aufbau- und Abbauprozesse im Gehirn nebeneinander her. Seine Strukturen passen sich während der ganzen Lebensspanne den Anforderungen der Innen- und Außenwelt an – eine Voraussetzung für lebenslanges Lernen und Erleben.

Schon der griechische Arzt Hippokrates, der als Begründer der wissenschaftlichen Medizin der Antike gilt, schrieb vor über 2000 Jahren: «Vom Gehirn und nur vom Gehirn stammen unsere Freuden, Vergnügen, unser Lachen und Scherzen, aber auch unsere Sorgen, Schmerzen, Trauer und Tränen.»

Dank neuen technischen Methoden bestätigt die moderne Neurowissenschaft, was Hippokrates nur ahnen konnte. Das Gehirn ist nicht nur der Sitz des Wissens und Denkens, sondern die Zentrale, die über unsere inneren Organe wacht, unsere Wahrnehmungen verarbeitet, unsere Gefühle entstehen lässt, unsere Erinnerungen speichert und unsere Handlungen steuert. Je mehr wir über das Gehirn und seine Funktionen über die ganze Lebensspanne wissen, desto mehr können wir unser Verhalten verstehen und unser Leben gestalten.

Zur Frage, wann das Alter beginnt, unterscheidet die moderne Alterungsforschung drei Phasen: Das junge Alter von 60 bis 80 Jahren, das hohe Alter von 80 bis 100 Jahre und alle Jahre darüber als das sehr hohe Alter. Generell können wir drei Formen des Alterns unterscheiden: das übliche, das krankhafte und das gestaltete Altern. Das übliche Altern umfasst die Veränderungen, die normalerweise im Alter auftreten. Senilität gehört nicht dazu, sondern zum krankhaften Altern. Das krankhafte Altern bezieht sich auf Erkrankungen, die eher mit dem Alter einhergehen. Mit vorbeugenden Maßnahmen kann jedoch das Risiko für krankhaftes Altern vermindert werden.

Das gestaltete Altern bedeutet den aktiven Einsatz des individuellen Menschen, wobei das Ziel nicht in erster Linie die Verlängerung des Lebens ist, sondern die Verbesserung der Lebensqualität. Dies kann auch zu einer Verlängerung der Lebensdauer führen, jedoch nicht durch eine künstliche Verlängerung der Lebenserwartung, sondern durch eine natürliche Verminderung der lebensverkürzenden Faktoren. Es gilt, den im Alter üblicherweise auftretenden Problemen entgegenzuwirken, aber es geht um noch viel mehr. Neben Einschränkungen zeigen sich im Alter Kompetenzen, die sich erst mit Zeit und Erfahrung voll entfalten. Die Gesellschaft braucht beides: die Spontaneität der Jüngeren und den Erfahrungsschatz der Älteren.

Dieses Buch richtet sich somit an ein breites Publikum: Senioren und Seniorinnen, Leute, die beruflich, politisch oder im Familienleben mit älteren Menschen zu tun haben, und schließlich an alle, die sich Gedanken über ihre eigenen reifen Jahre machen.

Das Buch beginnt im ersten Kapitel mit einer kurzen Einführung in die Grundlagen des vernetzten Gehirns und fährt im zweiten Kapitel weiter mit der lebenslangen Entwicklung von Gehirn und Persönlichkeit. Dieser Überblick über die Entwicklung des Menschen von der Kindheit bis zur zweiten Lebenshälfte hilft nicht nur, die Entfaltung der eigenen Persönlichkeit besser zu verstehen, sondern vermittelt auch Kenntnisse, die die Beziehungen mit der nachfolgenden Generation und mit den Enkelkindern bereichern. Kapitel 3 behandelt das übliche Altern, dem wir alle ausgesetzt sind. Das krankhafte Altern ist das Thema von Kapitel 4 und das gestaltete Altern von Kapitel 5, das praktische Angaben und Hinweise für den Alltag enthält. Im Kapitel 6 werden die Lebensspanne im Überblick und die Möglichkeiten einer Vier-Generationen-Gesellschaft diskutiert. Es ist zu beachten, dass jedes Altern – innerhalb eines allgemeinen Rahmens – einen eigenen Verlauf hat. Diese Individualität wird veranschaulicht durch die vier Generationen der fiktiven Familie Neukomm, die uns durch das Buch begleiten. Ein weiteres zentrales Thema im Kapitel 6 ist das Konzept von Kompetenzen mit Grenzen, die es in jedem Lebensabschnitt gibt. Das Ziel des Buchs ist nicht nur die Verbesserung der Lebensqualität im Alter; es soll das gegenseitige Verständnis zwischen den Generationen fördern und sie zum Wohle der ganzen Gesellschaft zusammenführen.

An dieser Stelle möchten wir den folgenden Personen für ihre Hilfe und Unterstützung herzlichst danken: Für wesentliche Auskünfte aus dem Fachwissen der Gerontologie, Neurologie und Psychologie: Prof. Dr. med. A. Stuck, Zieglerspital Bern, Prof. Dr. med. H. Mattle, Neurologische Klinik Inselspital Bern, Prof. F. Höpflinger, Soziologisches Institut Zürich, Professor Pasqualina Perrig-Chiello und Prof. Walter Perrig, Psychologische Institute Basel und Bern. Für angenehme Zusammenarbeit und kompetente Unterstützung: J. Flury und P.E. Wüthrich vom Verlag Hans Huber.

Unseren Dank möchten wir aussprechen an Frau A. Frick vom Schweizerischen Verband für Gedächtnistraining SVGT und die Mitglieder von Kirchgemeinden, Eltern- und Seniorenvereinen wie auch der Seniorenuniversität Bern.

Die vierte Auflage dieses Buchs ist eine vollständig überarbeitete Version mit neuen Erkenntnissen aus Praxis und Forschung speziell auf den folgenden Gebieten: Vererbung und Umwelt, verbesserte Möglichkeiten zur Vorbeugung von krankhaftem Altern (zum Beispiel Demenz, Hirnschlag), die Bedeutung von Sport, Bewegung und Musik, die Verbesserung des Gedächtnisses.

Wir möchten uns vor allem bei unseren zahlreichen Leserinnen und Lesern bedanken, die mit ihren Fragen und Anmerkungen geholfen haben, das Büchlein so zu gestalten, dass das Gehirn und seine Funktionen besser verständlich sind. Wir sind uns aber bewusst, das Gehirn ist und bleibt ein Wunder.

Muri, November 2008

Norbert Herschkowitz,
Elinore Chapman Herschkowitz

Kapitel 1

Das Gehirn ist vernetzt

Julia Neukomm wartet gespannt und freudig auf ihre Tochter Lisa und die beiden Enkelinnen aus Hamburg. Sie kann kaum warten, ihre ganze Familie bei sich zu haben, um den 95. Geburtstag ihrer Mutter zu feiern.

Als Julia das Motorgeräusch des herannahenden Autos hört, steht sie auf und eilt zum Gartentor. Vor Freude vergisst sie ihre chronischen Knieschmerzen.

In den wenigen Augenblicken, in denen Julia ihre Tochter und Enkelinnen begrüßt, spielen sich verschiedene Prozesse in ihrem Gehirn ab. Systeme, die eng miteinander vernetzt sind, verarbeiten ihre Wahrnehmungen, rufen Erinnerungen hervor, lassen Gefühle entstehen und lösen Handlungen aus. Das Beispiel von Julia vermittelt einen Einblick in die anspruchsvolle Zusammenarbeit der Hirnorgane und die enge Vernetzung von Gehirn und Körper.

Gehirn und Körper werden immer zusammen aktiviert

Als Julia das Auto ihrer Tochter hört, hüpft ihr Herz vor Freude. Sie atmet schneller, ihr Puls steigt an. Sie freut sich so auf die Ankunft ihrer Familie, ist stolz auf ihre Tochter und dankbar für die Enkelkinder, die sie nach Herzenslust genießen und verwöhnen kann. Der Besuch ist ein richtiger Jungbrunnen, auch wenn die lebhaften Aktivitäten der zwei

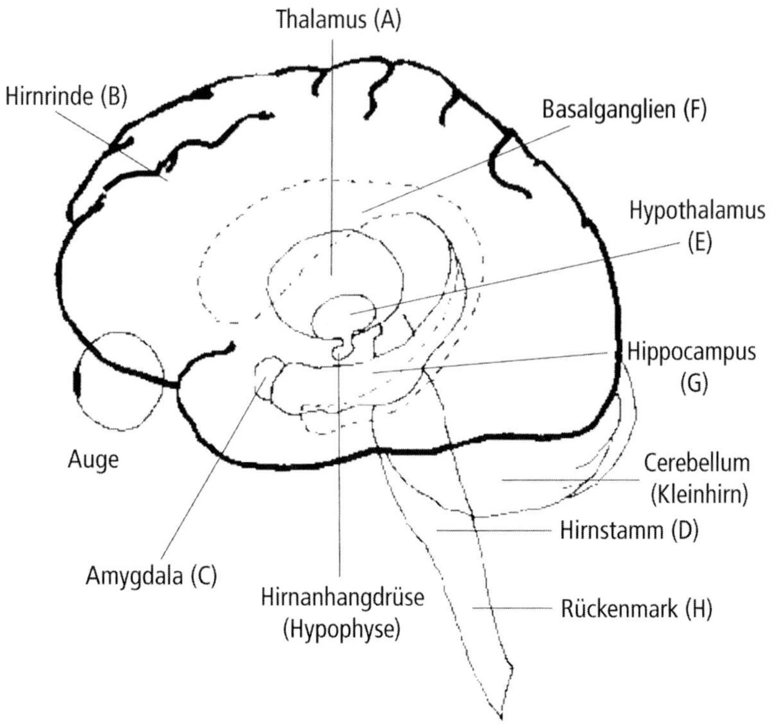

Abbildung 1: *Hirnstrukturen.* Um die inneren Strukturen zu zeigen, ist das Gehirn «durchsichtig» dargestellt.

Kinder sie manchmal ermüden. Der Augenblick des Wiedersehens löst eine Reihe von Reaktionen in Julias Gehirn und Körper aus. Als Julia das Auto ihrer Tochter hört und sieht, erreichen die visuellen und auditiven Informationen von Julias Augen und Ohren ihren Thalamus **(Abb. 1)**.

Vom Thalamus gelangen die Signale in die Hirnrinde, die die Reize analysiert und als Ganzes erfasst. Auf einem zweiten, schnelleren, Weg werden die Impulse an ihre Amygdala (Mandelkern) geleitet. Die Amygdala ist Teil des so genannten *limbischen Systems*, ein uraltes System, das eine sofortige emotionale Reaktion auf neue Situationen auslöst. Wenn der Eindruck die Amygdala stark erregt, werden Signale an weitere Hirnorgane geschickt, die dann körperliche Reaktionen auslösen **(Abb. 2)**. Das Gehirn braucht für die rasche Aktivierung des Körpers zwei Wege: über Nervenverbindungen (neuronal) und über die Blut-

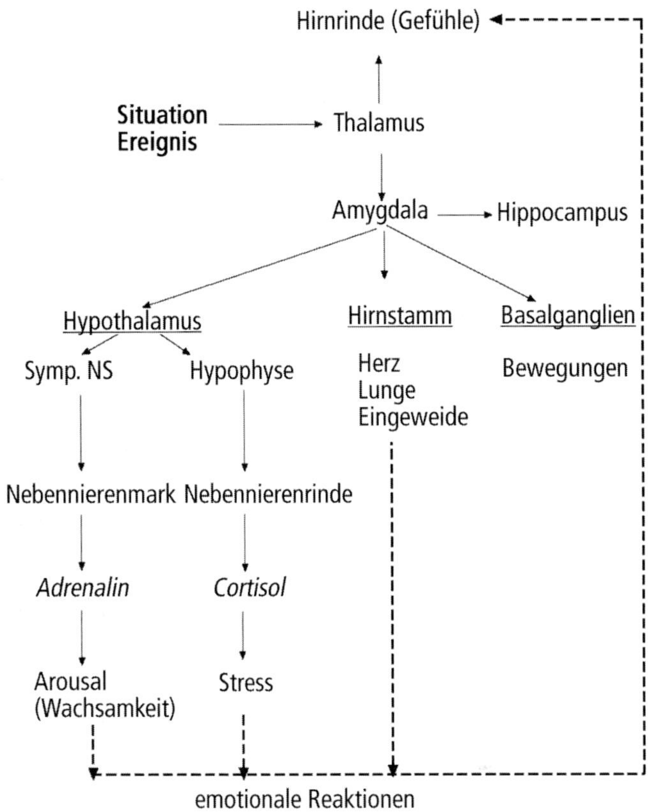

Abbildung 2: *Das Nervensystem vernetzt Gehirn und Körper – die Grundlage der Psychosomatik.*

bahn (humoral). Die Verbindung der Amygdala mit dem Hypothalamus löst humorale Reaktionen aus: Die Nebenniere wird aktiviert und schüttet Adrenalin aus, das über die Blutbahn im Gehirn und Körper verteilt wird. Die Sinne werden geschärft, das Herz schlägt schneller, die Atmung wird schneller und tiefer. Die Bewegungen werden für kurze Zeit gestoppt. Die Amygdala ist auch mit den Basalganglien verbunden, die Muskelbewegungen kontrollieren.

Die emotionalen Reaktionen werden als Rückmeldung in die Hirnrinde geleitet. Dort werden sie – bewusst oder unbewusst – zu Gefühlen verarbeitet. Emotionale Reaktionen können objektiv erfasst werden. Wir können, zum Beispiel, eine Veränderung des Gesichtsausdrucks beobachten, den Anstieg des Pulses messen. Bildgebende Verfahren, die die Aktivität im Gehirn messen, können zeigen, ob eine Person traurig ist oder Angst hat. Die Gefühle sind aber privat. Wir können höchstens erahnen, was die Person dabei denkt. Gefühle hängen einerseits von der Stärke und Qualität der emotionalen Reaktionen ab, andererseits von den Erinnerungen und Erfahrungen des Menschen. Deshalb sind Wissen und Fühlen kaum voneinander zu trennen.

Die emotionalen Reaktionen in Herz, Lunge und Eingeweiden werden oft in der Umgangssprache als «Bauchgefühle» bezeichnet. Dieser Ausdruck ist allerdings irreführend. Die Gefühle sind nicht im «Bauch» lokalisiert, sondern entstehen erst im Gehirn, wo die Verarbeitung der emotionalen Reaktionen der inneren Organe stattfindet.

Ebenfalls irreführend ist es, wenn das Wort «Bauchgefühl» als Synonym für Intuition gebraucht wird. Intuition bezeichnet eine eingebungsartige, nicht durch Überlegung gewonnene Einsicht, wobei die dazu führenden unbewussten Prozesse im Gehirn stattfinden.

Psychosomatik

> «Man soll sich gewöhnen, seine Geisteskräfte durchaus als physiologische Funktionen zu betrachten, um danach sie zu behandeln, zu schonen, anzustrengen usw. und zu bedenken, dass jedes körperliche Leiden, Beschwerde, Unordnung, in welchem Teil es auch sei, den Geist affiziert.»
>
> A. Schopenhauer (1788–1860)

Der Begriff der Psychosomatik wurde 1818 von Heinroth eingeführt, um die Wechselbeziehung von Körper und Seele zu bezeichnen, in der körperliche Zustände die Psyche beeinflussen, andererseits aber auch die Psyche körperliche Symptome hervorruft. In der Medizin spielt diese Erkenntnis eine große Rolle, sowohl für das Verständnis der Entstehung von Krankheiten als auch für die Entwicklung von geeigneten, umfassenden Therapien. Abbildung 2 auf Seite 13 zeigt die Vernetzung von Körper- und Hirnfunktionen. Die Kommunikation innerhalb dieses Netzwerks findet mittels Hormone und chemischer Botenstoffe (Neurotransmitter) statt. Die Amygdala ist eine zentrale Schaltstelle für Information mit emotionalem Inhalt, besonders in Situationen, die als

Tabelle 1: Hoch sensibles Amygdala-Netzwerk: erhöhtes Risiko für

- hohen Blutdruck
- Herzkranzgefässstörungen, Herzinfarkt
- Entzündungen
- Allergien
- Autoimmunerkrankungen
- rheumathoide Arthritis
- Magen-Darm-Erkrankungen

Dank dem Zusammenwirken von Geist und Körper können diese Symptome auch im positiven Sinn durch Verhaltensänderungen beeinflusst werden, zum Beispiel durch das Aneignen neuer Einsichten oder durch Maßnahmen zur Entspannung.

beängstigend empfunden werden. Menschen mit einem hoch sensiblen Amygdala-Netzwerk reagieren stärker auf solche Situationen und haben ein entsprechend größeres Krankheitsrisiko als Menschen mit einem weniger sensiblen Nervensystem.

Wahrnehmen, sich Erinnern, Handeln

Die Innen- und Außenwelt werden wahrgenommen

Das Motorengeräusch des herannahenden Autos wird von Julias Ohren aufgenommen und in der Form von elektrischen Impulsen über den Hörnerv an ihren Thalamus geleitet, das Eingangstor ins Gehirn für Eindrücke von den Sinnesorganen (Abb. 1). Vom Thalamus gelangen die Signale in die spezialisierten Areale der Hirnrinde, die sie verarbeiten.

Die Hirnrinde bildet eine dünne Schicht oberhalb der anderen Hirnorgane. Obwohl sie nur wenige Millimeter dick ist, gewinnt sie durch ihre zahlreichen Falten und Windungen eine Gesamtfläche von 1,5 m^2. Die Hirnrinde ist der Teil des Gehirns, der sich im Verlauf der Evolution am meisten entwickelt hat. Sie ist der Sitz der Nervenzellkörper und wird manchmal im Volksmund als Heimat der «kleinen grauen Zellen» bezeichnet. Die Hirnrinde ist aber nicht nur zuständig für das Denken. Sie koordiniert die Eindrücke der Sinnesorgane, programmiert Muskelbewegungen, beteiligt sich an der Verarbeitung emotionaler Ereignisse und steuert die Funktionen der inneren Organe. Somit besteht eine

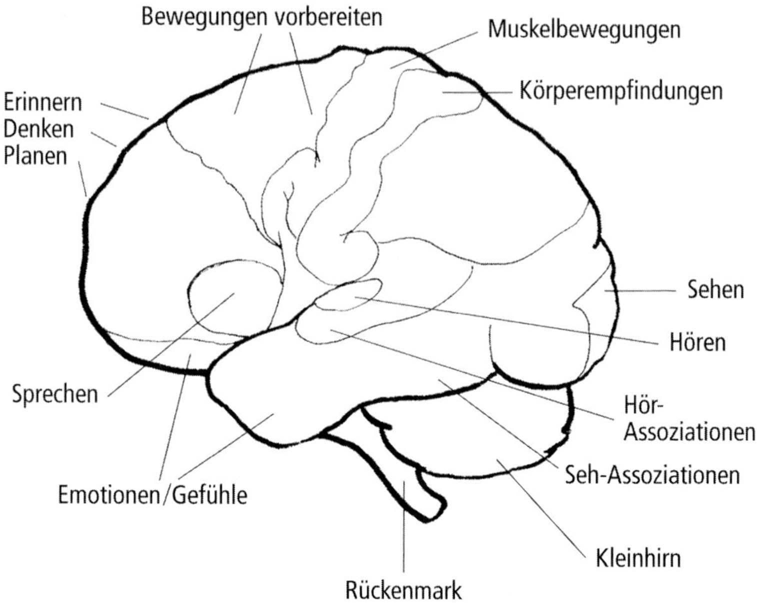

Abbildung 3: *Areale und Funktionen der Hirnrinde.* Die Funktionsareale der Hirnrinde haben keine scharf umschriebenen Grenzen. Die Aufgaben sind in den Arealen schwergewichtig verteilt; die verschiedenen Regionen arbeiten jedoch in der Gesamtheit des Netzwerkes des Gehirns.

enge gegenseitige Verbindung zwischen Gehirn und den Organen des Körpers, die mit dem Wort «Psychosomatik» bezeichnet wird.

Die Hirnrinde ist in Spezialgebiete unterteilt **(Abb. 3)**. Eine Region ermöglicht vorwiegend das Sehen und Erkennen, eine andere das Hören und Verstehen. Eine weitere Region registriert die Eindrücke des Tastsinns. Das Koordinieren und Ausführen von Bewegungen untersteht der motorischen Hirnrinde. Spezialgebiete befassen sich mit dem Sprechen und dem Verstehen von Sprache. Im vordersten Teil des Gehirns, im so genannten Stirnhirn, befinden sich übergeordnete Zentren, die sämtliche Prozesse bewusst oder unbewusst überwachen und steuern.

Dank dem vorderen Teil unserer Hirnrinde können wir Handlungen im Voraus planen und sie im Sinn behalten, während wir sie ausführen.

Ob wir die Signale mit den Augen, Ohren, dem Gaumen oder Tastsinn aufnehmen, immer werden diese Informationen in Form von elektrischen Impulsen weitergeleitet. Die Impulse werden in das für eine

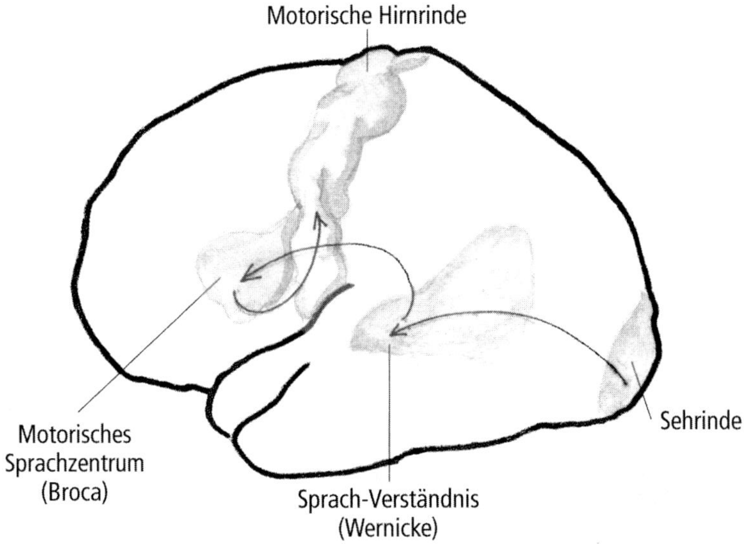

Abbildung 4: *Aussprechen eines geschriebenen Wortes.* Die Buchstaben werden in der Sehrinde als Wort erkannt, dessen Bedeutung im sensorischen Sprachzentrum (Wernicke) erfasst. Die Information wird in das motorische Sprachzentrum (Broca) weitergeleitet, in dem die Muskelbewegungen koordiniert werden, die das Aussprechen des Wortes ermöglichen. In der motorischen Hirnrinde werden die präzisen Befehle an die Muskeln abgegeben.

bestimmte Art von Sinneseindrücken spezialisierte Empfangszentrum in der Hirnrinde geleitet. Von dort gelangen sie in spezielle Regionen der Hirnrinde, in denen die Einzeleindrücke zu einem Ganzen vereint und mit Erinnerungen, Wissen und Gefühlen assoziiert werden. Die Vernetzung der Hirnareale ermöglicht eine Vielzahl von Prozessen, die teils nebeneinander, teils nacheinander ablaufen. Moderne bildgebende Verfahren machen es möglich, den Ort im Gehirn zu bestimmen, der bei einer speziellen Funktion aktiviert wird. Die Aktivität äußert sich durch einen erhöhten Stoffwechsel oder eine erhöhte Durchblutung. **Abbildung 4** zeigt, was geschieht, wenn wir ein geschriebenes Wort aussprechen. Das Wort sehen wir mit der Seh-Hirnrinde. Das Lesezentrum interpretiert die Zeichen, die wir gelesen haben, und leitet die Information weiter an das sensorische Sprachzentrum (Wernicke), das dem Wort eine Bedeutung gibt. Von dort gelangt die Information an das motorische Sprachzentrum (Broca). Hier werden die Muskelbewegungen

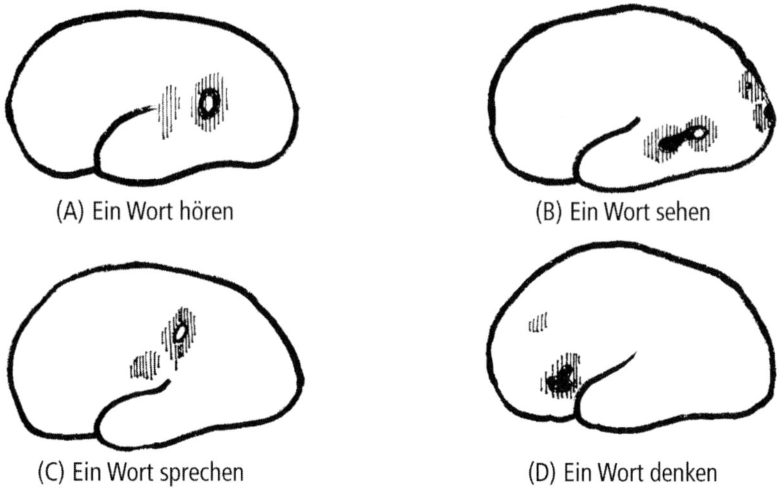

Abbildung 5: *Bildgebung von Funktionen.* Ob das gleiche Wort gehört, gesehen, gesprochen oder einfach gedacht wird, aktiviert vorwiegend spezielle Hirnareale. In diesen Arealen nehmen der Stoffwechsel und die Durchblutung kurzzeitig zu, was mit MRI gesehen werden kann.

für das Aussprechen des Wortes bereitgestellt und die Signale an das motorische Zentrum geleitet, das die Befehle an die Muskeln des Kehlkopfes und des Mundes weitergibt und damit das eigentliche Sprechen ermöglicht.

Beim Sprechen eines Satzes laufen die Prozesse nicht in einer einfachen Reihenfolge ab, sondern finden gleichzeitig parallel statt, wobei verschiedene Funktionsgebiete aktiviert werden. Diese haben spezifische Aufgaben, wie Satzverständnis, Rechtschreibung, Aussprache, Satzgefüge und Komplexitätsgrad. Dies bedeutet, dass Schwierigkeiten beim Sprechen von Sätzen verschiedene Ursachen haben können. **Abbildung 5** zeigt die unterschiedlichen Areale, die beim Hören, Sehen, Sprechen und Denken eines Worts aktiviert werden. Das Hören eines Wortes wird im Hörzentrum (A) registriert, das Sehen des Wortes im Sehzentrum (B) und das Sprechen des Wortes im motorischen Zentrum (C). Sogar das bloße Denken des Wortes aktiviert ein spezielles Hirngebiet (D). Das bedeutet aber keinesfalls, dass bei dieser Funktion nur dieses eine Zentrum aktiviert wird. Vielmehr wird ein ganzes Netzwerk eingesetzt. Doch die Aktivität ist in einem Areal am höchsten. Man kann somit annehmen, dass die Hirnregion mit der höchsten Aktivität für diese Funktion notwendig, aber alleine nicht hinreichend ist. Es ist sehr wichtig hervorzuheben, dass lediglich die *Aktivität* registriert wird – nicht der *Inhalt*. Mit solchen Methoden kann gezeigt werden, dass man etwas hört, sieht oder denkt, aber nicht, was man hört, sieht oder denkt.

Zwei Hälften – ein Gehirn

Das Gehirn besteht aus einer rechten und einer linken Hälfte (Hemisphären), welche durch eine starke «Brücke», den Balken oder «corpus callosum», eng miteinander verbunden sind **(Abb. 7)**. Die Tatsache, dass die beiden Hirnhälften verschiedene Funktionsschwerpunkte haben, erhöht die Kapazität und die Effizienz des Gehirns enorm. Während die rechte Hälfte eher den Gesamteindruck – zum Beispiel den Wald – erfasst, fällt der linken die Aufgabe der Analyse zu. Sie nimmt eher die einzelnen Bäume wahr. So resultiert die Arbeit der beiden Hirnhälften in dem Eindruck eines Waldes, der aus verschiedenen Bäumen besteht. Die unterschiedlichen Arbeitsweisen der beiden Hirnhälften können Sie anhand eines kleinen Experiments selber feststellen. Schauen Sie **Abbildung 6** an, bevor Sie weiter lesen.

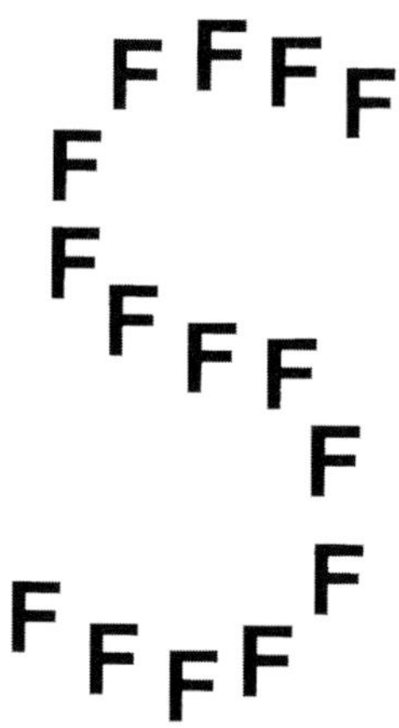

Abbildung 6: *Was sehen Sie zuerst?*

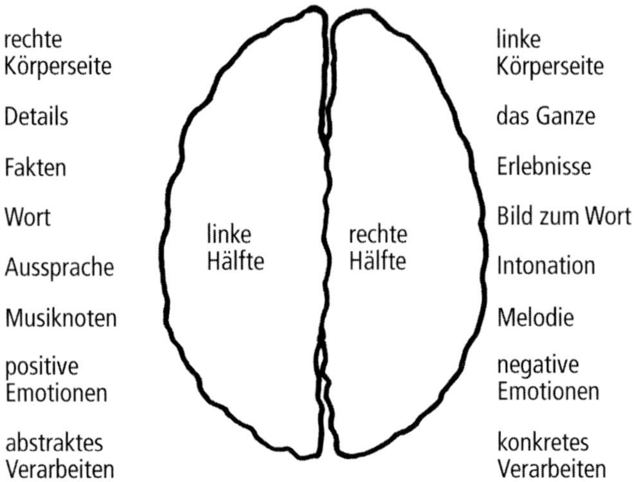

Abbildung 7: *In der linken Hirnhälfte wird eher rationales Denken verarbeitet, in der rechten Hälfte eher emotionales Fühlen. Obwohl die beiden Hirnhälften verschiedene Schwerpunkte haben, arbeiten sie immer eng zusammen.*

Was erkennen Sie zuerst, den Buchstaben S oder die kleinen Fs? Mit Magnetresonanz konnte gezeigt werden, dass wenn zuerst das S gesehen wird, die rechte Hirnhälfte in diesem Moment aktiver ist. Wenn Sie zuerst die Fs wahrgenommen haben, war Ihre linke Hirnhälfte in diesem Moment aktiver. Da die beiden Hälften dank des Balkens eng zusammen arbeiten, werden schon in kürzester Zeit das S wie auch die Fs als ein Ganzes wahrgenommen. Die unterschiedlichen Arbeitsweisen der beiden Hirnhälften sieht man auch im Vergleich der beiden Schreibsysteme, die im Japanischen nebeneinander existieren. Das eine, die alphabetische Silbenschrift, wird in der linken Hemisphäre verarbeitet, die entsprechende Bilderschrift in der rechten.

Bei den meisten Menschen wird hauptsächlich in der linken Hemisphäre die Sprache formal wahrgenommen und in Silben zerlegt. Die rechte Hirnhälfte steuert der Sprache die bildhafte Bedeutung bei. Auf Julia Neukomm übertragen heißt das: Die linke Hirnhälfte liefert ihr die Namen der beiden Enkelinnen, Monika und Sophie, die rechte ergänzt diese Information mit dem Bild, das die Großmutter von den beiden Mädchen in sich trägt. Sophie ist blond mit hellblauen Augen, Monika hat braune Locken und trägt gern das rote Kleid mit den Spitzen.

Erinnerungen: Die Bedeutung von Sinn und Gefühlen

Julia Neukomm wird sich noch lange an den schönen Moment erinnern, als sie ihre geliebten Enkelinnen nach so langer Zeit endlich wieder gesehen hat. Das Bild der beiden Kinder, wie sie fröhlich aus dem Auto steigen und sie mit hellem Lächeln anstrahlen, prägt sich fest in ihr Gedächtnis ein. Wie kommt das zustande **(Abb. 8)**? Das Bild der jungen Mädchen wird in der Form von Lichtwellen von Julias Augen aufgenommen und als elektrische Signale von den Augen zum Thalamus geleitet (1). Der Thalamus schickt die Signale weiter, an die Amygdala (2) und an die primäre Seh-Hirnrinde (3). Als Teil des limbischen Systems fügt die Amygdala die ersten emotionalen Eindrücke bei. Je höher der emotionale Gehalt und je größer der Sinn für den Menschen, desto fester wird die Erinnerung gespeichert.

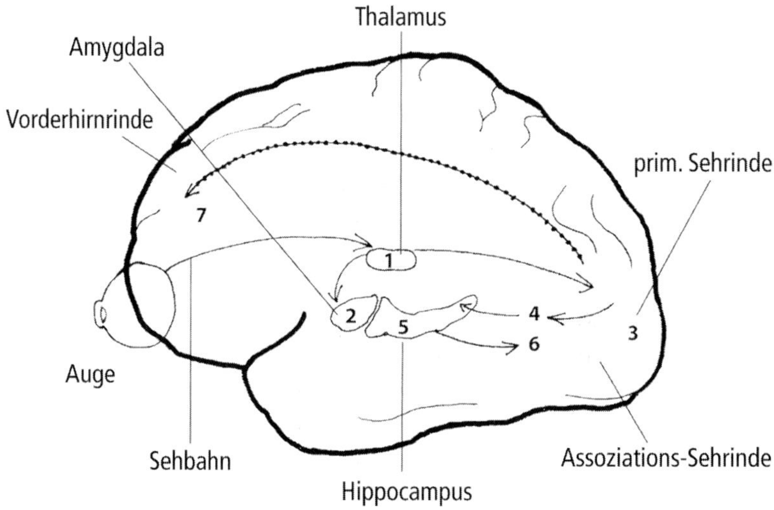

Abbildung 8: *Vom Bild zur Erinnerung.* Die visuellen Informationen gelangen als elektrische Impulse in den Thalamus (1). Von hier führt ein Weg in die Amygdala (2), ein anderer in die primäre Sehrinde (3). Diese sammelt die Informationen und schickt sie via die Assoziations-Sehrinde (4) an den Hippocampus (5) zur Kurzzeitspeicherung. Vom Hippocampus gelangt die Information zurück in die Assoziations-Sehrinde (6), wo sie für das Langzeitgedächtnis abgespeichert wird. Für den momentanen Gebrauch kann das Bild vom Langzeitspeicher in das Frontalhirn abgerufen (7) und mit einem aktuellen Bild verglichen werden: Arbeitsgedächtnis.

Das «Bild», das von Julias Augen aufgenommen wird, ist keine direkte Abbildung der Wirklichkeit, sondern besteht aus vielen elektrischen Impulsen, die ihr Gehirn zusammensetzt. In der primären Seh-Hirnrinde werden die übermittelten Informationen gesammelt und an die Assoziations-Sehrinde weitergeleitet (4). Hier werden die einzelnen Bildbestandteile in bis zu 40 Stellen bearbeitet und zu einem Gesamtbild zusammengefügt. Nach neuesten Theorien beginnen Gruppen von Neuronen in den verschiedenen Stellen im Gehirn elektrische Schwingungen in der gleichen Frequenz zu erzeugen. Damit bindet das Gehirn diese Neuronengruppen für eine kurze Zeit zusammen und fügt dabei die Einzelelemente zu einem ganzen Bild.

Die Amygdala und die Hirnrinde, die eng miteinander verbunden sind, verarbeiten zusammen den inhaltlichen und emotionalen Eindruck des Bildes. Julia ist höchst erfreut. Sie hat lange auf diesen Moment gewartet. Sie spürt, wie sehr ihr die Familie ihrer Tochter fehlt. Der Anblick der beiden Mädchen erinnert sie an ihre eigene Kindheit. Jetzt wird der Gesamteindruck des glücklichen Wiedersehens von Julias Hirnrinde an ihren Hippocampus (5), eine Art Zwischenspeicher, geleitet und dort während Stunden bis Wochen im Kurzzeitgedächtnis gelagert. Allmählich werden die Eindrücke vom Hippocampus zurück in die Hirnrinde hinüber geführt und dort als Langzeiterinnerung gespeichert (6). Die Bestandteile einer Erinnerung werden an verschiedenen Orten im Gehirn gelagert. Ungeahnte Mengen von Erinnerungen können im Gedächtnis behalten werden. Wenn jede einzelne Erinnerung die Größe eines Proteinmoleküls hätte, wäre das Gesamtgewicht in unserem Gehirn etwa 100 kg.

Forscher haben kürzlich festgestellt, dass die Überführung der Erinnerungen vom Kurzzeit- ins Langzeitgedächtnis zum Teil während des Schlafs stattfindet. An dieser Überführung sind auch die Basalganglien **(Abb. 1)** beteiligt. Sie spielen eine wichtige Rolle in der Konsolidierung von Erinnerungen. Man kann mit einem guten Schlaf zwar nicht etwas Neues lernen, man kann aber – was ebenso wichtig ist – etwas neu Gelerntes festigen. Auf diesem gefestigten Wissen kann wiederum Neues aufgebaut werden. Genügend Schlaf ist für die Erinnerungsbildung notwendig.

Wenn Julia sich Monate später an die Ankunft ihrer Familie erinnert, holt ihr Arbeitsgedächtnis die Bestandteile ihrer Erinnerungen aus dem Langzeitspeicher (7). Das Arbeitsgedächtnis hat der Neurobiologe H. Markowitsch treffend ausgedrückt als «Arbeiten mit Gedächtnis». Das Arbeitsgedächtnis hält Information zur Verfügung und holt gleichzeitig Information aus dem Langzeitspeicher. Damit können wir zwei Bilder miteinander vergleichen. Beim Anblick ihrer Enkelinnen hat Julias Arbeitsgedächtnis sofort Bilder aus ihrer eigenen Kindheit entstehen lassen. Das Arbeitsgedächtnis ist auch sehr wichtig, weil es uns ermöglicht, zwei mögliche Strategien miteinander zu vergleichen, die Vor- und Nachteile abzuwägen und uns dann für die eine zu entscheiden. Ganz allgemein erlaubt uns das Arbeitsgedächtnis, unser Verhalten auf Grund von Überlegungen und Gedanken zu leiten und nicht nur durch unmittelbare Stimulationen. Mit anderen Worten, es ermöglicht uns neben einem reflexiven Reagieren auch ein reflektives, überlegtes Handeln.

Es ist sehr interessant, dass das Abrufen von Erinnerungen verschiedene Areale in der Hirnrinde einsetzt. Beim Abrufen von Faktenwissen wird vorwiegend die linke Hemisphäre aktiviert, während das Hervorholen von Erinnerungen an Erlebnisse eher die rechte anregt. Wenn es sich aber um Planen und Vorausdenken handelt, werden beide Hemisphären zusammen im gleichen Maß aktiviert.

Wenn wir uns an Sinneseindrücke erinnern, findet die Aktivität in der entsprechenden spezialisierten Hirnregion statt, und dies gilt sowohl für bewusste als auch unbewusste Erinnerungen. Wenn Julia, zum Beispiel, an den Anblick ihrer Enkelinnen denkt, würden bildgebende Verfahren zeigen, dass Teile ihrer Sehrinde aktiviert werden. Wenn sie an das Lachen der Kinder denkt, würde vermehrte Aktivität in ihrer Hörrinde stattfinden. Erinnerungen können zerbrechlich sein, und dies gilt in stärkerem Maß für Details im Zusammenhang mit Erlebnissen (waren wir letztes Jahr in Mexiko oder Hawaii?) als für Fakten (Wasser kocht bei 100 °C.). Im Verlauf der Zeit kommen neue Erinnerungen zu den bestehenden hinzu und werden in den gleichen Hirngebieten gespeichert. Die neuen Eindrücke können durch die schon bestehenden beeinflusst werden, und die bestehenden Eindrücke durch die neuen verzerrt. Es kann damit zu «falschen» Erinnerungen kommen, die keine bewussten Lügen sind. Beim Hervorholen von alten Erinnerungen, zum Beispiel wenn Erwachsene sich unter Hypnose an traumatische Ereignisse aus der Kindheit erinnern sollten, ist somit große Vorsicht geboten.

Mit Hilfe der Magnetresonanz wurde eine interessante und unerwartete Tatsache festgestellt. Bei emotional starken Erinnerungen wird bei Frauen mehrheitlich die linke Amygdala stärker aktiviert als die rechte; bei Männern ist es umgekehrt. Wie wir gesehen haben, wird die Sprache eher in der linken Hirnhälfte verarbeitet und Gefühle eher in der rechten. Es stellt sich somit die Frage, ob die Sprache bei Frauen eine größere Rolle bei der Verarbeitung von emotionalen Erinnerungen spielt als bei Männern, während die Gefühle bei Männern eine größere Rolle spielen als gemeinhin angenommen.

Handlungen werden geplant, ausgeführt und bewertet

Auf ihrem Sofa im Wohnzimmer wartet Julia ungeduldig auf die Ankunft ihrer Familie. Sobald sie das Motorgeräusch des Autos vernimmt, handelt sie. Sie steht auf und eilt zum Gartentor. In ihrem Gehirn läuft eine Reihe von Prozessen ab, die von der Verarbeitung der Sinneseindrücke bis zur Ausführung einer Handlung führen. Ihr Gehirn verarbeitet das Gehörte und aktiviert ihre motorische Hirnrinde, die für kontrollierte Bewegungen der Muskeln zuständig ist. Die Signale werden von der Hirnrinde über das Rückenmark zu den Nerven geführt, die den Kontakt mit den Muskeln aufnehmen. Die Bedeutung der Muskeln ist nicht zu unterschätzen. Muskeln sind unsere einzigen Mittel, um etwas zu bewirken. Dank unseren Muskeln können wir aufstehen, gehen, unsere Augen öffnen und schließen, sprechen, lächeln und weinen. Damit Muskelbewegungen gezielt ausgeführt werden, ist die Mitarbeit von Kleinhirn und den Basalganglien notwendig.

Männer- und Frauengehirne sind verschieden – aber sie ergänzen sich

Obwohl es sehr schwierig ist, festzustellen, ob Unterschiede im Verhalten biologisch oder sozial bedingt sind, ist es eine Tatsache, dass das männliche und das weibliche Gehirn in einigen Aspekten verschieden sind. Zwei Faktoren müssen aber unbedingt berücksichtigt werden. Die Unterschiede zwischen zwei Individuen des gleichen Geschlechts können größer sein als die allgemeinen Unterschiede zwischen den Geschlechtern. Zweitens ist große Vorsicht am Platz, wenn es darum geht, direkt von der Größe einer Hirnstruktur auf ihre Leistungskapazität zu schließen.

Vorwiegend biologisch bedingt ist das größere Volumen der Sprachregionen bei Frauen, sowohl für das Reden als auch für das Hören von

Sprache, ein Hinweis, dass Sprache eventuell eine größere Bedeutung für Frauen hat als für Männer. Bei Männern hingegen ist die Scheitelhirnrinde größer als bei Frauen. Diese Region ist wichtig für die räumliche Orientierung, die eventuell bei Männern eine größere Rolle spielt.

Allgemein sind die Verbindungen der Funktionsareale der Hirnrinde bei Frauen stärker ausgebildet als bei Männern. Dies zeigt sich in der feineren Architektur der Hirnwindungen. Dies könnte eine Rolle spielen bei geschlechtsspezifischen Fähigkeiten.

Der Balken, der die beiden Hirnhälften verbindet, ist bei Frauen relativ zum Hirngewicht dicker als bei Männern und enthält mehr Nervenverbindungen. Dies ist ein Hinweis darauf, dass die beiden Hirnhälften bei Frauen stärker verbunden sind und dass Frauen die Inhalte der beiden Hirnhälften besser zusammenfügen können.

Geschlechtsunterschiede in Bezug auf Hirnfunktionen werden schon vor dem Alter von einem Jahr festgestellt. Mädchen schauen mehr auf das Gesicht ihrer Mütter als Knaben. Wenn Babys Filme gezeigt werden, bevorzugen Mädchen Filme mit Gesichtern und Knaben Filme mit Autos.

Einen weiteren Hinweis, dass Geschlechtsunterschiede im Verhalten nicht alle sozial-kulturell bedingt sind, lieferte eine Forschungsgruppe, die Neugeborene am ersten Tag beobachtete. Die Forscher zeigten den Säuglingen abwechslungsweise das freundliche Gesicht einer Frau oder ein in der Farbe ähnliches Bild eines mechanischen Gegenstands. Die Kinder wurden dabei gefilmt. Später haben Psychologen, die nicht wussten, was die Babys gesehen hatten, den Film studiert und die Zeit gestoppt, die für das Betrachten des Bildes aufgewendet wurde. Es stellte sich heraus, dass die Mädchen länger das Gesicht anschauten, während die Knaben länger den mechanischen Gegenstand «betrachteten».

Untersuchungen mit Affen zeigen Geschlechtsunterschiede in Bezug auf Spielverhalten. Weibchen spielen länger mit «weiblichen» Spielzeugen, während Männchen mehr Zeit mit «maskulinen» Spielzeugen verbringen. Weibchen und Männchen verbringen jedoch gleich viel Zeit mit geschlechtsneutralen Spielzeugen.

Einen Hinweis, dass traumatische Erinnerungen bei Frauen und Männern verschieden verarbeitet werden, liefern Untersuchungen mit Patienten, die unter dem Posttraumatischen Stress-Syndrom (PTSS) leiden. Typisch für diese Erkrankung ist, dass die Patienten ihre Erinnerungen an schwere Unfälle oder Gewaltakte nicht vergessen können. Es ist bekannt, dass die Amygdala eine wichtige Rolle bei starken emotionalen Erinnerungen spielt. Bei PTSS wird angenommen, dass eine Überfunktion der Amygdala zur Überreaktion der Patienten und Patientinnen beiträgt. Werden zusätzlich zur allgemeinen Therapie auch Beta-Blocker eingesetzt, die die Überfunktion der Amygdala herabsetzen, wird die Stärke der quälenden Erinnerung vermindert. Dies ist aber nur bei Frauen der Fall. Es scheint, dass bei Männern andere Prozesse im Gang sind und dass dies in der Therapie zu berücksichtigen ist.

Unterschiede bei den Neurotransmittern bieten zum Teil eine Erklärung für Unterschiede zwischen Männern und Frauen in Bezug auf die Häufigkeit von Depressionen. Es ist bekannt, dass Serotonin eine wichtige Rolle bei Gemütsverfassungen spielt. Bei Depressionen wird häufig eine verminderte Serotoninbildung festgestellt, was die Funktion verschiedener Hirnregionen reduziert. Bei Männern ist die Serotoninproduktion im Allgemeinen bis zu 52 % höher als bei Frauen. Diese höhere Serotoninproduktion könnte ein Grund dafür sein, dass Depressionen bei Männern weniger häufig vorkommen als bei Frauen.

Trotz der klaren biologischen Unterschiede zwischen dem männlichen und weiblichen Gehirn wurden keine bedeutsamen Unterschiede festgestellt in Bezug auf höhere kognitive Leistungen wie logisches Denken, moralische Vorstellungen und Gerechtigkeitssinn. Geschlechtsunterschiede sollten also keinesfalls zur Diskriminierung führen. Sie sind vielmehr eine Bereicherung für die Gesellschaft.

Die komplexeste Struktur im Universum

Das Gehirn gilt als die komplexeste Struktur im Universum und ermöglicht einzigartige künstlerische, philosophische, wissenschaftliche und technische Leistungen. Das menschliche Gehirn ist fähig zum Bewusstsein, zur Intuition, zur Entwicklung neuer Denkweisen, zu Visionen. Der Mensch ist zudem ein soziales Wesen. Er steht in einem ständigen Austausch von sozialen Signalen, die sein Verhalten beeinflussen. Er denkt über sein eigenes Wesen und über seine Handlungen, Gedanken und Gefühle nach und bewertet sie entsprechend seiner Persönlichkeit und seinen Erfahrungen. Er unterscheidet zwischen «gut» und «böse». Ein engagiertes Abwägen von Wissen und Gefühlen bei Entscheidungen führt zu ethisch-moralischem Denken.

Das Netzwerk des Gehirns

Das Gehirn besteht aus etwa hundert Milliarden Nervenzellen, halb so viele wie Sterne in unserem Milchstraßensystem. Ein Neuron kann bis etwa 20 000 Kontakte mit anderen Nervenzellen herstellen. Würden die Verbindungsstücke sämtlicher Neuronen aneinandergereiht, ergäbe es eine Kette von 180 000 km, die mehr als viermal den Äquator umspannen würde. Jedes Neuron ist mit bis zu 20 Gliazellen und einem enormen Netz von Blutgefässen umgeben, die der Zelle die notwendige Nahrung und Sauerstoff liefern. Nervenzellen sind auf die Übermittlung und Verarbeitung von Informationen spezialisiert (**Abb. 9** auf S. 28). Diese Verarbeitung findet mittels elektrischer Impulse statt. Die Impulse werden von den feinen Antennen (Dendriten) eines Neurons aufgenommen. Hat das Neuron genügende Impulse empfangen, werden sie seinem Axon (Nerv) entlang weitergeleitet. Am Ende des Axons aktivieren die Impulse die Freisetzung spezieller chemischer Botenstoffe (Neurotransmitter), die durch den Synapsenspalt auf die nächste Nervenzelle gelangen. Dort docken die Neurotransmitter an spezielle Aufnahmestellen (Rezeptoren), und der Impuls wird elektrisch weitergeleitet.

Es gibt mehrere hundert verschiedene Transmitter. Synapsen und Transmitter sind von besonderer Wichtigkeit für Lernen, Erinnerungen und Stimmungen. Ein Mangel oder Überschuss von Neurotransmittern sowie Funktionsstörungen in der Synapse können zu psychischen Störungen führen.

Beschleunigte Leitgeschwindigkeit der Nervenimpulse – dank Myelin

Elektrische Impulse werden entlang dem Nerv mit einer Geschwindigkeit von vierzig bis sechzig Metern pro Sekunde weitergeleitet. Eine solche Geschwindigkeit ist nur möglich dank einer Isolierschicht um den Nerv, dem Myelin. Ohne das Myelin wäre die Leitgeschwindigkeit 20- bis 100-mal langsamer. Welchen Effekt das auf Präzision und Geschwindigkeit unserer Sinnesübertragungen und Bewegungen hätte, kann man sich leicht vorstellen. Die Leitgeschwindigkeit hätte auch ohne Myelin erhöht werden können durch eine Verdickung der einzelnen Nervenfasern. Um die gleich hohe Nervenleitgeschwindigkeit zu erreichen

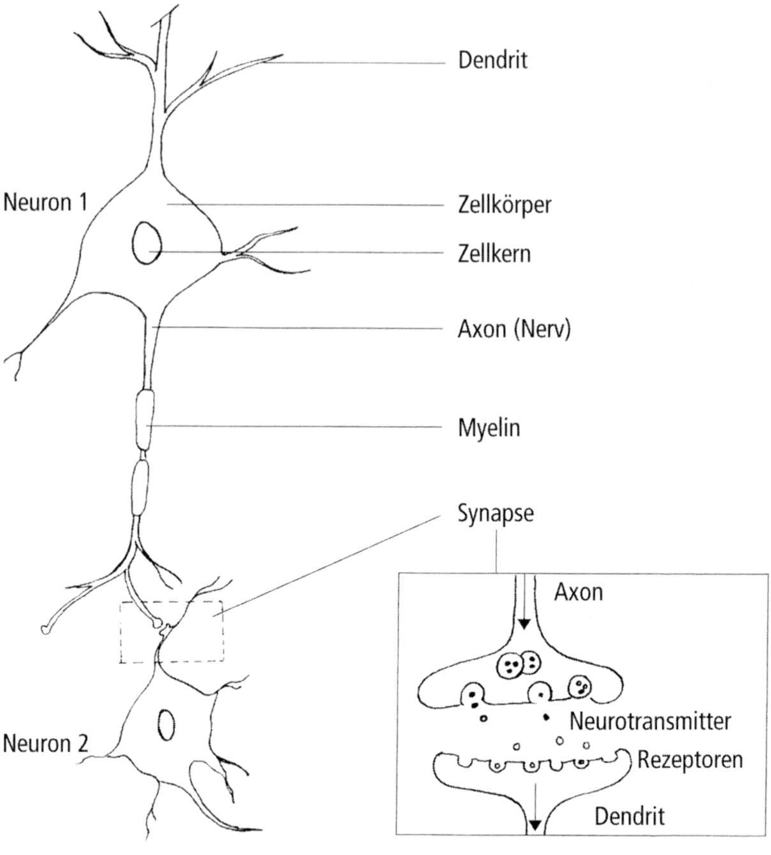

Abbildung 9: *Nervenzellen knüpfen Kontakte mittels Synapsen.*

wie mit Myelin, wäre dann allerdings das menschliche Rückenmark aber so dick wie ein Baum mit einem Durchmesser von 3 Metern.

Das Myelin wird von speziellen Zellen, den Oligodendrozyten, gebildet und unterhalten. Wenn diese erkranken, wie zum Beispiel in der Krankheit Multiple Sklerose, wird das Myelin nicht mehr aufrechterhalten. Es geht zugrunde und verursacht die Lähmungen, die bei der Multiplen Sklerose auftreten.

Das Gehirn entwickelt sich über eine sehr lange Zeitspanne

Etwas ganz Besonderes ist die lange Reifung des menschlichen Gehirns. Dies ermöglicht eine enorme Komplexität der Hirnstrukturen und die damit verbundene Fähigkeit zum neuen Lernen, zum Umdenken und zur ständigen Anpassung an neue Lebensbedingungen (Tab. 2).

Unterschiede zwischen dem weiblichen und männlichen Gehirn resultieren aus der Wirkung von Geschlechtshormonen, die die Vermehrung, Wanderung und Ausbildung der Neurone sowie die Synapsenbildung und Wirkung der Neurotransmitter beeinflussen.

Die Vermehrung der Neurone ist zum größten Teil bereits vor der Geburt abgeschlossen. Während der Periode des schnellsten Wachstums werden bis zu 500 000 Neuronen pro Minute gebildet. Nach ihrer Entstehung begeben sich die Neurone auf ihre große Wanderschaft. Die riesige Anzahl von Neuronen, die im Zentrum des Gehirns gebildet werden, wandern an die Stellen, die ihnen vom genetischen Bauplan vorgegeben sind. Hätte ein Neuron die Größe eines Menschen, würde die zurückzulegende Strecke etwa der Distanz Schweiz – Moskau entsprechen. Die ersten Neurone legen die kürzesten Strecken zurück. Dies bedeutet, dass die letzten Neurone ihren Weg um die bereits angesiedelten Neurone herumsuchen müssen. Es ist ein wahres Wunder, dass die meisten Nervenzellen in dieser Massenemigration ihr Ziel auch tatsächlich erreichen. Störungen während der Wanderschaft der Nervenzellen – hervorgerufen zum Beispiel durch Infektionen oder schädliche Substanzen während der Schwangerschaft – können die Zellen von ihrem

Tabelle 2: Dauer der Hirnentwicklung

• Vermehrung der Neurone	8.–30. Schwangerschaftswoche
• Wanderung der Neurone	8.–40. Schwangerschaftswoche
• Auswachsen der Dendriten	9. Schwangerschaftswoche – etwa 70 Jahre
• Synapsenbildung	15. Schwangerschaftswoche – lebenslang
• Myelinisierung	13. Schwangerschaftswoche – etwa 60 Jahre
• Plastizität des Gehirns	lebenslang

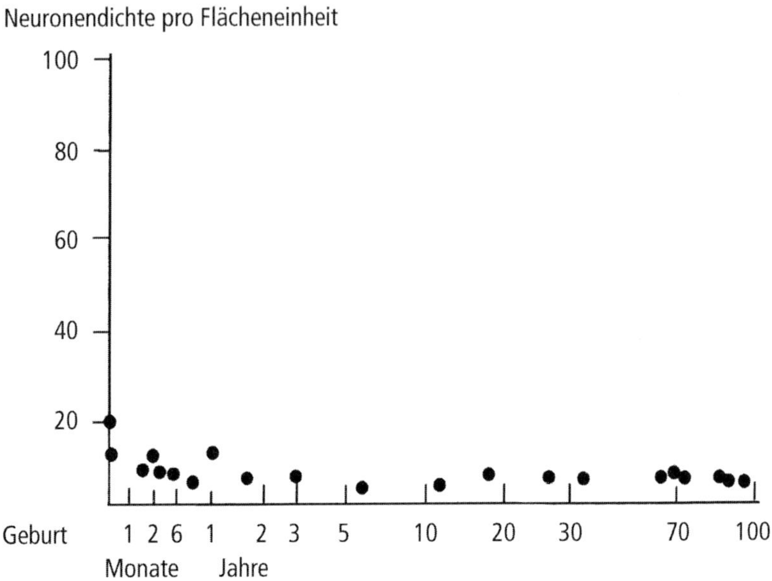

Abbildung 10: *Neuronendichte.* Die Dichte der Neurone nimmt nach dem 6. Lebensjahr im gesunden Gehirn nicht wesentlich ab (10%).

Weg abbringen, sie zu falschen Verbindungen verleiten oder zum Absterben bringen. Dies kann dann zu Entwicklungsstörungen führen. Es wird auch angenommen, dass dies eine Ursache von Schizophrenie sein kann und nicht, wie lange angenommen, eine kalte, lieblose Mutter.

Sobald die Neurone ihre vorbestimmten Plätze eingenommen haben, knüpfen sie Verbindungen untereinander. Es ist ein harter Existenzkampf: Neurone, denen es nicht gelingt, Kontakte mit anderen herzustellen, sterben ab. Danach bleibt die Anzahl der Nervenzellen im gesunden Gehirn relativ konstant bis ins hohe Alter (**Abb. 10**).

Lange dachte man, dass nach der Geburt keine neuen Neurone gebildet werden. Jetzt wissen wir, dass Vorläuferstufen von Neuronen, so genannte Stammzellen, noch im Erwachsenenalter im Gehirn vorhanden sind und sich zu funktionierenden Nervenzellen entwickeln können. Im Hippocampus werden zum Beispiel etwa 1 000 neue Neuronen pro Tag aus Stammzellen gebildet. Diese Zellen sind besonders «lernfähig», aber wenn sie nicht benutzt werden, werden 50 – 80% von ihnen in wenigen Wochen wieder abgebaut. Stammzellen sind von großer Bedeutung für

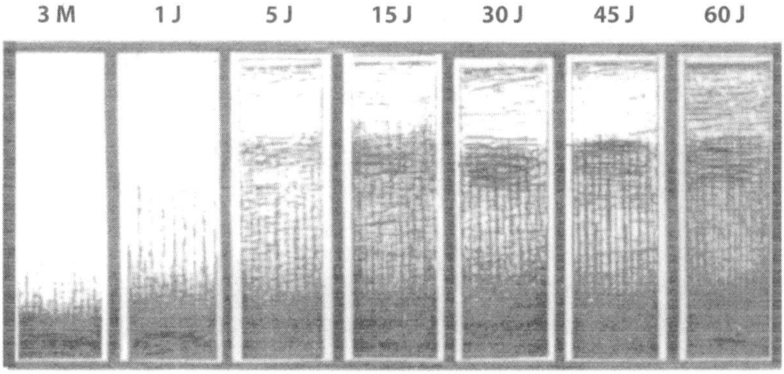

Abbildung 11: *Die zunehmende Vernetzung der Hirnrinde.* Die Abbildung zeigt die zunehmende Dichte der Verbindungen innerhalb der Hirnrinde. Besonders zu beachten ist die Zunahme zwischen 5 und 15 und zwischen 45 und 60 Jahren.

die Fähigkeit des Gehirns, sich neuen Anforderungen anzupassen, und für den Nachschub von neuen Zellen, um durch Unfall oder Krankheit verlorengegangene Neuronen zu ersetzen. Es könnte sogar sein, dass ein Ausbleiben dieses Nachschubs an der Entstehung der schweren Demenz bei der Alzheimer-Krankheit beteiligt ist.

Bei der Geburt haben die meisten Neurone ihren genetisch bestimmten Platz im Gehirn erreicht. Nun setzt ein starkes Auswachsen der Dendriten ein. Diese Phase ist in den ersten Lebensjahren besonders intensiv. Die Wachstumsprozesse dauern aber auch danach, wenn auch langsamer, noch bis mindestens zum Alter von siebzig Jahren an. Als Beispiel dient eine schematische Darstellung der zunehmenden Vernetzung der Hirnrinde (**Abb. 11**).

Von der Geburt bis zum ersten Lebensjahr nimmt die Zahl der Synapsen im sensorischen Kortex stark zu, wahrscheinlich im Zusammenhang mit den vielen neuen Sinneseindrücken. Im assoziativen Kortex, wo diese Eindrücke weiterverarbeitet werden, nimmt die Zahl bis etwa 8 Jahren stark zu. In dieser Zeit hat ein Kind mehr Synapsen als jemals später im Leben. Diese Phase wird als «Blühen» bezeichnet. Nach dem Blühen folgt die Phase des «Stutzens». Viele der neu gebildeten Synapsen sind labil und werden bei Nichtgebrauch zwischen dem 8. und 19. Lebensjahr wieder abgebaut oder «gestutzt». Es bleiben die viel gebrauchten, aktiven Synapsen. Mit etwa 20 Jahren ist die Zahl des Erwachsenenalters erreicht. Sowohl das «Blühen» wie auch das «Stutzen» sind wichtige Entwicklungsphasen. Während des Stutzens werden die aktiven Synapsen gefestigt – ein Prozess, der mit Lernen und Erinnern einhergeht. Hier gilt die Devise «weniger ist mehr». Eine noch offene Frage ist, ob in der Pubertät eine zweite Welle der Synapsenbildung, eine zweite «Blühphase», abläuft.

Während des ganzen Lebens verkümmern unbenutzte Kontakte, neue werden hergestellt und die häufig benutzten werden verstärkt. Diese konstante Umbautätigkeit ist die Grundlage der Plastizität des Gehirns. Schon in der 25. Schwangerschaftswoche beginnt sich an einigen Stellen im Gehirn das Myelin um die Nerven zu bilden. Eine erste Phase des schnellen Myelinwachstums findet zwischen der Geburt und dem zweiten Lebensjahr statt, eine zweite, schwächere und langsamere Phase während der Pubertät. In der assoziativen Hirnrinde nimmt das Myelin bis zum 60. Altersjahr zu. Dadurch wird das ganze Gehirn, das auch praktisch immer als ein Ganzes funktioniert, vernetzt.

Plastizität: Die lebenslange Formbarkeit des Gehirns

Plastizität bezieht sich auf die lebenslange Eigenschaft des Gehirns, auf körperliche und geistige Aktivitäten mit strukturellen Veränderungen zu reagieren, und das mit positiven oder negativen Konsequenzen für Denken, Handlungen und Gefühle. Das Gehirn hat damit die Fähigkeit, sich lebenslang auf neue Herausforderungen einzustellen, neue Verbindungen zu knüpfen und, je nach Notwendigkeit, Gehirnareale für eine bestimmte Aktivität zu vergrößern oder bei Nicht-Gebrauch zu verkleinern. Diese Fähigkeit zur Plastizität ermöglicht Prozesse wie Erinnern, Vergessen und Umdenken sowie das Aneignen von neuen Fertigkeiten. Sie ist sowohl bei der Rehabilitation nach Krankheit oder Unfall als auch beim lebenslangen Lernen von entscheidender Bedeutung. Die heilende Wirkung der Hirnplastizität lässt sich auch an einem Beispiel aus der Psychotherapie beweisen. Eine schwere Spinnenangst kann durch Psychotherapie geheilt werden. Während des therapeutischen Programms lernen die Patienten über Wesen und Verhalten der Spinne und wie Ängste entstehen können. Allmählich gewöhnen sie sich an Bilder von Spinnen und an Filmen von sich bewegenden Spinnen. Später nehmen sie tote Spinnen in die Hand und nachher sogar lebende Spinnen. Ein Gebiet im Gehirn, das vor der Therapie beim Anblick einer Spinne hoch aktiviert wurde, war nach der Behandlung nicht mehr aktiv. Die Hirn-

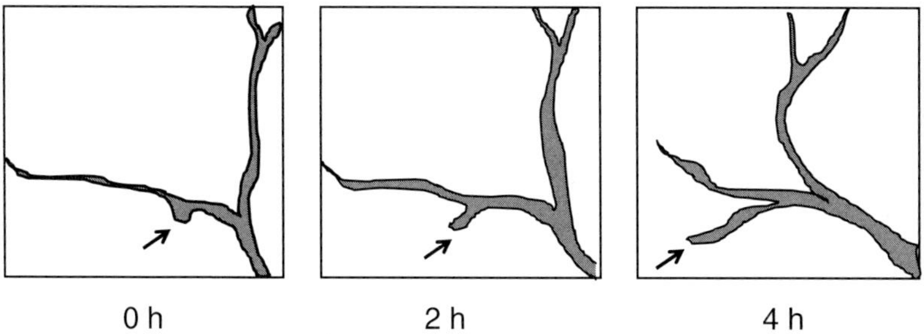

Abbildung 12: *Aktivität führt zur Bildung von neuen Neuronenfortsätzen.*

strukturen hatten sich verändert. Die Autoren der Studie, die in einem wissenschaftlichen Journal publiziert wurde, haben im Titel ihrer Arbeit ihre Schlussfolgerung treffend formuliert: «Ändere dein Denken, und du änderst dein Gehirn.» Forscher haben die Wirkung von Aktivität auf die lebende Nervenzelle direkt beobachtet. Die Zelle wurde unter dem Mikroskop durch einen elektrischen Impuls aktiviert. Nach zwei Stunden wurde das Auswachsen von Fortsätzen (Dendriten) aus der Zelle festgestellt. Nach weiteren zwei Stunden hatten sich die Verästelungen deutlich verlängert (**Abb. 12**). Damit wurde gezeigt, dass Nervenzellen durch Aktivität neue Kontakte mit anderen Nervenzellen knüpfen können.

Jedes Gehirn – und damit jeder Mensch – ist einmalig

Obwohl das menschliche Gehirn einem allgemeinen genetischen Bauplan unterliegt, sind nie zwei Gehirne, auch nicht die von eineiigen Zwillingen, identisch. Das Gehirn entwickelt sich durch das ständige Zusammenwirken von Vererbung, Umwelt und Aktivität, und diese Kombination von Faktoren ist immer individuell (**Abb. 13**). So hat jeder Mensch ein Gehirn, das es nie zuvor gegeben hat und das es niemals wieder geben wird. Das untrennbare Zusammenwirken von Vererbung und Umwelt lässt sich mit dem Gleichnis eines Rechtecks verdeutlichen: Was ist beim Rechteck wichtiger, die Länge oder die Breite?

Die Vererbung ist nicht nur bei der Befruchtung wichtig, sondern während des ganzen Lebens. Jede Körperzelle enthält den genetischen Bauplan für das ganze Individuum. Die etwa 30 000 Gene bestehen aus DNS-Molekülen, die in für das Individuum spezifischen Sequenzen an-

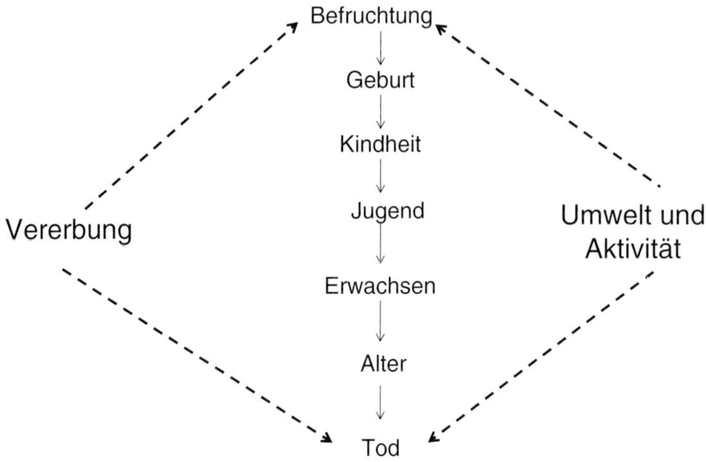

Abbildung 13: *Treibende Kräfte im Lebenslauf.*

gelegt sind. Wenn die Sequenz dieser Moleküle durch äußere Umstände verändert wird, spricht man von einer «Mutation». Ob die in den Genen enthaltenen Informationen realisiert werden, hängt zum Teil von Umweltbedingungen und von persönlicher Aktivität ab. Wenn diese Faktoren dazu führen, dass ein Gen oder eine Gruppe von Genen die in ihnen enthaltenen Instruktionen verwirklichen kann, wird der Vorgang als «Gen-Expression» bezeichnet (**Abb. 14**). Wenn sie daran gehindert werden, heißt der Vorgang «Gen-Unterdrückung». Weil die Interaktionen von Genetik, Umwelt und Aktivität immer individuell sind, sind auch Menschen mit identischer Genetik doch nicht vollständig identisch, wie bei eineiigen Zwillingen zu beobachten ist.

Die in den Genen verschlüsselte Information wird realisiert: Gen-Expression

Sowohl körperliche als auch geistige Aktivität führt zur Ausschüttung von Neurotransmittern in den Synapsenspalt. Dies löst eine Verkettung von biochemischen Reaktionen in den Nervenzellen aus, die ihrerseits die Erbträger (Gene) im Zellkern zur Gen-Expression aktiviert. Diese Stimulation bewirkt, dass die in den Genen liegenden Informationen

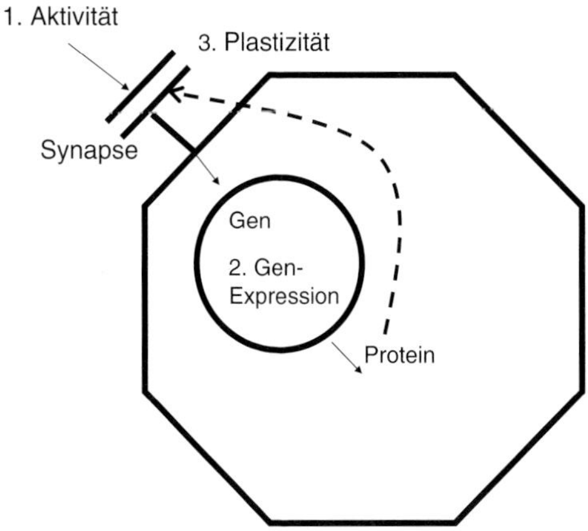

Abbildung 14: *Aktivität, Gen-Expression, Plastizität.* Aktivität verändert die Struktur der Nervenzelle und damit die Funktion der Synapse.

für die Herstellung von Eiweißmolekülen (Proteine) eingesetzt werden. Die neu gebildeten Eiweiße werden zum Ausbau von Dendriten und Synapsen eingesetzt. Dieses Wachstum führt zur Bildung von neuen Schaltkreisen und ermöglicht damit neues Lernen, Erinnern und auch Rehabilitation, die Wiederherstellung verlorener Funktionen.

Epigenetik: Vererbte Plastizität

Ein neues Gebiet, das heute intensiv erforscht wird, heißt «Epigenetik», Faktoren, die *zusätzlich* zu den Genen wirksam sind. Es handelt sich hier nicht um Veränderungen der DNS-Sequenzen selber (Genmutationen), sondern um biochemische Veränderungen der Proteinmoleküle, die die Gene unmittelbar umgeben und die Gen-Expression beeinflussen – sie bestimmen also, ob ein Gen überhaupt aktiviert wird oder nicht. Diese durch Methylgruppen veränderten Moleküle können auf nachfolgende Generationen vererbt werden. Familienbeobachtungen haben zum Beispiel gezeigt, dass Nachkommen von Eltern oder Grosseltern, die in ihrer Kindheit überernährt waren, ein grösseres Risiko für Kreislauferkrankungen und Zuckerkrankheit hatten, als wenn ihre Vorfahren normal oder unterernährt waren. In diesem Sinn sind auch Gene plastisch und ein Leben lang formbar, sei es durch die Umgebung, den Lebensstil oder die Ernährung. Somit erhält Lamarcks Theorie der Vererbung erworbener Eigenschaften nach langer Zeit nun neben der Vererbungslehre von Darwin eine gewisse Bestätigung. Es besteht die Möglichkeit, dass epigenetische Mechanismen eines Tages zur Vorbeugung oder Therapie von Erbkrankheiten eingesetzt werden können.

Kapitel 2

Persönlichkeit: eine Frage von Temperament, Charakter und Erfahrungen

Zum Abendessen lädt Julia die ganze Familie ein. Am Tisch sitzen nicht nur die Tochter aus Hamburg mit der achtjährigen Sophie und der fünfjährigen Monika. Auch die Familie von Lukas, Julias Sohn, ist zu Besuch gekommen: Dessen 14-jährige Zwillinge Simon und Kaspar stecken mitten in der Pubertät. Sein 23-jähriger Sohn Daniel wohnt nicht mehr zu Hause. Am meisten Aufmerksamkeit genießen die jüngsten Enkelkinder, die beiden Kleinen von Ursina, der jüngeren Tochter. Die dreijährige Andrea plappert munter drauflos, will spielen und helfen. Der zweijährige Jonas kuschelt sich auf den Schoß seines Vaters und lutscht am Daumen. Ursina erwartet ihr drittes Kind in knapp vier Monaten. Seit gestern spürt sie schon die ersten Bewegungen des neuen Familienmitglieds. Julias Mutter, die 95-jährige Elisabeth Brand, thront stolz am Tischende und bewundert ihre große Familie. Wie verschieden sie sind im Temperament, wie vielfältig ihre Begabungen und Interessen – und sie gehören doch alle zur gleichen Familie.

Obwohl Neugeborene mit ihren eigenen typischen Verhaltensweisen auf die Welt kommen, bildet sich das, was wir Persönlichkeit nennen, erst im Laufe der Zeit. Wie die Prozesse der Hirnentwicklung während des ganzen Lebens stattfinden, so entfaltet sich auch während des ganzen Lebens aufgrund von Genetik, Umgebung und Erfahrungen die menschliche Persönlichkeit. Der französische Moralist Joseph Joubert (1754–1824) hat behauptet: «Bei der Erziehung der Kinder ist man wohl beraten, an das Alter zu denken.» Der etwas überraschende Satz soll nicht heißen, dass eine gute Erziehung in der Kindheit eine Garantie für die Lebensqualität im Alter ist. Doch jede Stufe in der Entwicklung zur Persönlichkeit wirkt auf die darauf folgende. Die Jahre der Kindheit beeinflussen das Jugendalter, die Jugendjahre wiederum das Erwachsenenalter, die Erfahrungen des Erwachsenen haben einen Einfluss auf das Alter. Am Beispiel der Familie Neukomm zeigen wir das Zusammenspiel von Hirnentwicklung und der wachsenden Persönlichkeit **(Abb. 15)**.

Von den Anfängen bis zur zweiten Lebenshälfte

Im Mutterleib

Während Ursina ruhig am Tisch sitzt, spürt sie ein leises Klopfen an ihre Bauchwand. Ihr kommt es vor, als ob dieses Kind sich häufiger bewegt als ihre ersten zwei. Es sind die ersten Anzeichen, dass das ungeborene Kind schon seine besonderen Eigenschaften hat. Ursina fragt sich, ob es auch nach der Geburt so aktiv sein wird. Ursina ist glücklich, dass sie nie geraucht hat. Für diese kurze Zeit macht es ihr auch nichts aus, auf Alkohol zu verzichten. Sie weiß, dass die Bildung der Hirnstrukturen in vollem Gange ist und dass Substanzen wie Alkohol, Nikotin und gewisse Medikamente die Hirnentwicklung stören können.

In der – vom Standpunkt der Hirnentwicklung – kurzen Zeit von neun Monaten wird das Gehirn des Kindes auf das Leben außerhalb des Mutterleibs vorbereitet. Die Zentralen im Gehirn, die das Atmen, den Herzschlag und den Kreislauf steuern, müssen bei der Geburt «betriebsbereit» sein. Die Sinnesorgane werden auf den Empfang von einer enormen Anzahl neuer Reize vorbereitet. Dazu gilt es, die neuen Reize verarbeiten zu können und einen Sinn daraus zu machen. Dies bedingt ein funktionierendes, zusammenhängendes Netzwerk, das ständig ausgebaut und damit effizienter wird.

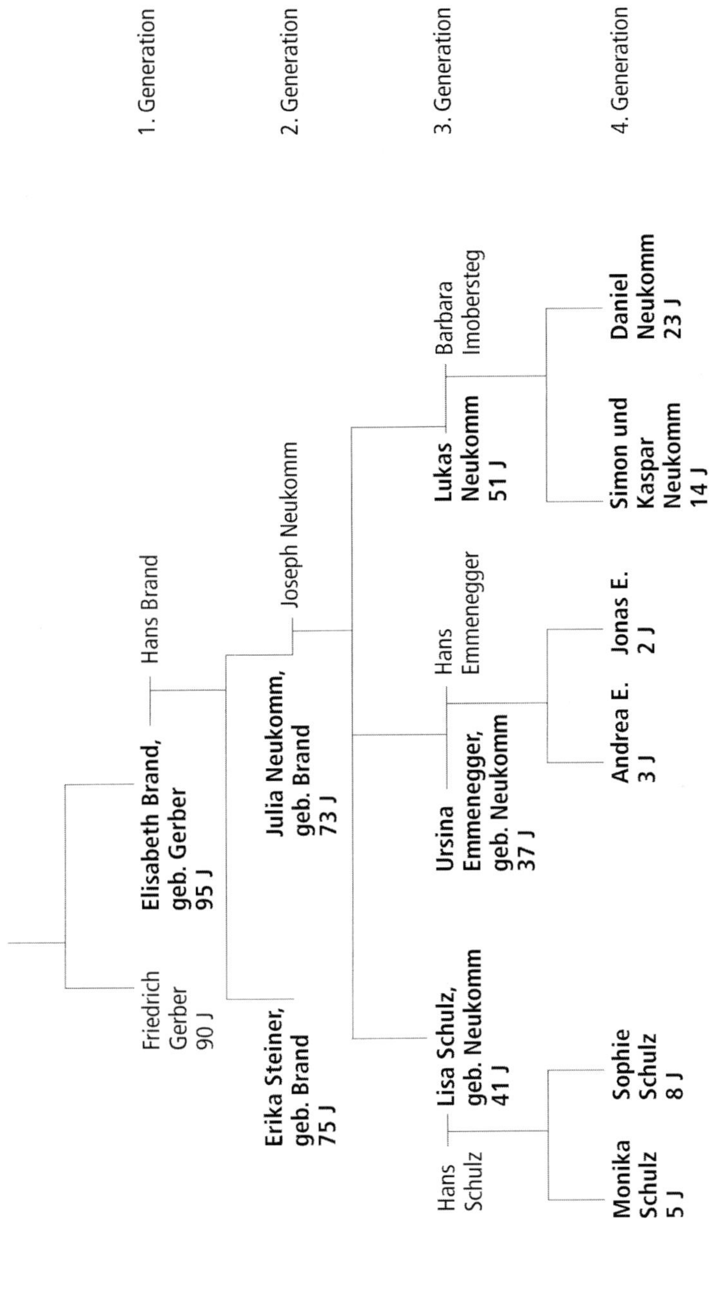

Abbildung 15: *Die vier Generationen der Familie Neukomm*

Schon zwei bis drei Wochen nach der Befruchtung ist die erste Anlage des Gehirns vorhanden. Die Grundstrukturen der Hirnorgane werden während der ersten drei Monate nach der Befruchtung gebildet. Aber die große Zeit der Vermehrung und Wanderung der Neurone dauert noch bis zur 34. Schwangerschaftswoche. Während dieser Periode und in der verbleibenden Zeit bis zur Geburt werden die Hauptverbindungen innerhalb des Nervensystems erstellt.

Um den sechsten Schwangerschaftsmonat herum kann das Kind hören, und gelegentlich nach einem heftigen Geräusch kann die Mutter deutlich die Bewegungen ihres Kindes spüren. Wird das Geräusch wiederholt, reagiert das Kind immer weniger darauf. Dies ist ein Zeichen einer sehr frühen Form des Lernens, der so genannten «Habituation» (Gewöhnung). Weibliche Föten zeigen Habituation früher als männliche, ein Hinweis, dass sich das weibliche Nervensystem früher entwickelt als das männliche.

Während der letzten Wochen der Schwangerschaft nimmt das Kind die Stimme der Mutter wahr und unterscheidet sie von anderen Stimmen, die von «außen» kommen. Wird eine bestimmte Melodie einem Fötus während der letzten Wochen vor der Geburt wiederholt vorgespielt, reagiert das Kind in der ersten Woche nach der Geburt anders darauf als auf eine unbekannte Melodie. Dies ist ein Hinweis, dass sich eine, wenn auch kurzlebige, Erinnerung gebildet hat.

Hirnentwicklung: Stand bei der Geburt

- 100 Milliarden Nervenzellen sind gebildet.
- Wanderung der Nervenzellen an ihre Endpositionen ist weitgehend abgeschlossen.
- Erste Kontakte zwischen Nervenzellen sind geknüpft.
- Biochemische und elektrische Aktivität ist vorhanden.
- Das Gehirn ist in seiner Grundform erstellt. Das Gewicht beträgt 30 % des erwachsenen Gehirns, der Körper des Neugeborenen nur 5 % des Erwachsenengewichts.

Die ersten drei Jahre

Jonas ist gerade zwei Jahre alt. Er ist ein fröhliches, eher «pflegeleichtes» Kind. Wie seine Mutter bringt ihn wenig aus der Ruhe, und ist er einmal aufgeregt, kann er leicht wieder beruhigt werden. Ess- und Schlafzeiten sind bei ihm ziemlich regelmäßig. Ganz anders ist die dreijährige Andrea. Sie regt sich sofort über alles auf. Unbekannte Personen und neue Erlebnisse beängstigen sie. Sie beginnt sofort zu weinen und lässt sich nicht so leicht trösten. Ursina kann es kaum glauben, dass Jonas vor zwei Jahren ein Baby war. Jetzt rennt er überall herum, spielt mit den Tieren im Spielzeugbauernhof, den er zum Geburtstag bekommen hat, und redet in kurzen Sätzen. Beide Kinder freuen sich, wenn ihre Mutter oder ihr Vater mit ihnen auf dem Sofa sitzt und sie zusammen Bilderbücher anschauen.

Die ersten drei Jahre sind für das Kind eine aufregende Zeit der Entdeckungen. Die Entwicklung des Gehirns ermöglicht immer komplexere Handlungen und Gedanken. Gleichzeitig beeinflussen die zunehmenden Erfahrungen des Kindes die Entwicklungsvorgänge im Gehirn. Doch diese Tatsachen bedeuten nicht, dass man Kindern während dieser Zeit so viel Wissen wie möglich eintrichtern sollte. Kinder lernen am besten, wenn man sie nicht überstimuliert und ihnen genügend Zeit und Möglichkeiten gibt, eigene Erfahrungen zu machen. Es ist wichtig, bestehende Sinnesdefizite so bald als nötig zu korrigieren. Deshalb ist eine genaue ärztliche Kontrolle notwendig, um sicher zu sein, dass ein Kind zum Beispiel gut sehen und hören kann.

Schon vom Moment der Geburt an beginnt ein Kind, seine Umwelt zu entdecken. Es reagiert aufmerksam auf Neuigkeiten. Es vernimmt neue Töne, neue Bilder, fühlt das sanfte Streicheln auf seiner Haut. Seine Sinne werden auf die spannende unbekannte Umgebung eingestimmt. Innerhalb der ersten Wochen zeigt es großes Interesse für die menschliche Stimme und richtet seinen Blick eher auf Gesichter als auf Objekte. Bald erscheint das erste echte Lächeln beim Anblick einer vertrauten Person.

Im Alter von drei Monaten sind Kinder wohl dazu fähig, bekannte Personen von unbekannten zu unterscheiden, aber sie «fremden» nicht. Zwischen sieben und zehn Monaten beginnen Kinder auf der ganzen

Welt zu fremden, wenn sich ihnen eine unbekannte Person nähert. Ähnliches wird beobachtet, wenn die Mutter sich vom Kind entfernt. Das Kind ist jetzt fähig, eine Erinnerung länger im Gedächtnis zu behalten und mit der gegenwärtigen Situation zu vergleichen. Wenn die Bilder nicht zusammenpassen, reagiert es mit Angst und drückt dies mit Weinen aus.

Dass ein Kind jetzt Angst zeigt, ist auch auf eine weitere Entwicklung zurückzuführen. Etwa zwischen sieben und zehn Monaten wird das limbische System dem Netzwerk zugeschaltet. Das limbische System umfasst Amygdala, Hypothalamus und auch Teile der Basalganglien, des Stammhirns und der Hirnrinde. Das limbische System ermöglicht ein breites Spektrum emotionaler Reaktionen.

Im Verlaufe des ersten Jahres entwickelt ein Kind die Fähigkeit, mit anderen Menschen zu kommunizieren. Am Anfang drückt der Säugling hauptsächlich entweder Zufriedenheit oder Unzufriedenheit aus, in den folgenden Monaten werden seine Ausdrücke vielfältiger. Er zeigt Überraschung, Freude, Missfallen, Ärger. Er versucht, menschliche Laute zu imitieren.

Im ersten Lebensjahr entwickelt sich auch das motorische System intensiv. Während der ersten Monate sind die Bewegungen eines Kindes unpräzis, und es verfehlt oft sein Ziel. Dank Entwicklungen in seinem Gehirn und der täglichen Übung in der Anwendung seiner Muskeln wird das Kind fähig, seine Muskeln nach seinem Wunsch zu lenken. Es hebt seinen Kopf, greift nach einem Spielzeug, sitzt, kriecht, steht und macht die ersten freien Schritte. Dadurch erweitert das Kind seine Erlebniswelt. Es entdeckt ein immer größeres Territorium und wird fähig, Objekte zu manipulieren. Das Alter, in dem die Meilensteine erreicht werden, kann von Kind zu Kind verschieden sein.

Eine große Rolle im Aufbauen von sozialen Kontakten und im Erlernen von neuen Verhaltensweisen spielt die Imitation. Obwohl Säuglinge gelegentlich Gesichtsausdrücke und menschliche Laute zu imitieren versuchen, nimmt die Tendenz, Handlungen anderer Menschen zu imitieren, gegen Ende des ersten Jahres sprunghaft zu. Forscher haben kürzlich berichtet, dass Menschen besondere Nervenzellen besitzen, die automatisch auf die Beobachtung von Handlungen anderer Menschen reagieren. Diese so genannten «Spiegelneurone» schicken die Signale an die entsprechenden Zentren im Gehirn, die die Muskeln kontrollieren. Die große Freude, die Kinder am Imitieren haben, zeigt sich in ihrem Lachen bei Klatsch- und Singspielen.

Das zweite Jahr bringt eine weitere Reihe hervorragender Meilensteine auf dem Weg zur Entwicklung der Persönlichkeit. Das Kind wird zunehmend fähig, seine Aufmerksamkeit auf ein Objekt zu lenken. Dadurch kann es viel mehr Eindrücke aufnehmen und auch verarbeiten. Es kann sich über eine immer längere Zeitspanne an Ereignisse erinnern und freut sich, wenn seine eigenen Handlungen einen Effekt zeigen, ein erster Schritt in der Entdeckung von Ursache und Wirkung. Wie spannend es ist, an einer Glocke zu ziehen, die Toilette zu spülen, einen Ballon in die Höhe fliegen zu lassen!

Ein wichtiges Phänomen, das in diesem Alter zu beachten ist, ist die so genannte «Soziale Referenz». Wenn das Kind im Begriff ist, etwas Neues zu versuchen – zum Beispiel die Kamera anzufassen, die auf dem Kaffeetisch liegt – schaut es kurz nach seiner Mutter, um ihre Reaktion auf seine Handlung zu beobachten. Lächelt sie und sagt sie damit «ja», oder erwidert sie seine angedeutete Frage mit ernster Miene und vielleicht dem Wort «nein»? Das Kind sucht Signale von seinen Mitmenschen, die ihm helfen, seinen Weg in der komplizierten Welt zu finden. Die Forschung hat gezeigt, dass die soziale Referenz wichtig ist für die weitere soziale Entwicklung des Kindes.

Während der letzten Hälfte des zweiten Jahres entwickelt das Kind einen Sinn für sich selber als eine eigenständige Person. Es zeigt Selbstbewusstsein. Damit kann es stolz auf seine Handlungen sein oder sich schämen, wenn es etwas Verbotenes oder Unangenehmes angerichtet hat. Gleichzeitig entdeckt es, dass andere Menschen auch Gefühle haben. Es versucht, zum Beispiel, seine Mutter zu trösten, wenn sie traurig ist oder sich verletzt hat.

Im zweiten Lebensjahr findet eine sprunghafte Verstärkung der Verbindungen zwischen den beiden Hirnhälften statt. Diese Entwicklung ermöglicht den verbesserten Austausch von Informationen zwischen den beiden spezialisierten Hirnteilen. Das Kind kann seine rechte und linke Körperseite besser koordinieren. Der Austausch von Informationen zwischen den beiden Hemisphären liefert die Basis für die Sprachexplosion. Das Kind kann jetzt ein Objekt oder ein Gefühl mit dem dazupassenden Wort verbinden. Es braucht zum Beispiel das Wort «gut», wenn es etwas erreicht hat, oder «böse», wenn es ein anderes Kind geplagt hat. Das Kind lernt eine Flut von neuen Wörtern und beginnt, sie in einfachen Sätzen aneinanderzureihen. Es kann einfache Aufforderungen verstehen, kann seine Wünsche und Bedürfnisse besser ausdrücken. Es hat Freude an Gesprächen.

Das dritte Jahr bedeutet eine Fortsetzung der rapiden Entwicklungen der ersten zwei Jahre. Der Wortschatz wird präziser, die Aussprache auch für «nicht Eingeweihte» verständlich. Die Bewegungen werden gleichmäßiger und fließender. Das Kind beginnt, bleibende Erinnerungen an Ereignisse zu bilden, die mit seiner eigenen Person verbunden sind. Es zeigt eine Ahnung davon, was andere Menschen denken und fühlen, dass sie glücklich sind, wenn sie ihre Ziele erreichen, und enttäuscht über Misserfolge.

Während der ersten drei Jahre findet eine emsige Bautätigkeit im Netzwerk Gehirn statt. Eine Riesenzahl von Synapsen werden gebildet und erreichen ihren Höhepunkt. Die langen Nervenbahnen werden myelinisiert. Vermehrte elektrische Kontakte verbinden die spezialisierten Areale der Hirnrinde. Die Verbindungen zwischen den Hirnstrukturen und zwischen dem Gehirn und den Muskeln werden mit Myelin isoliert. Signale können immer schneller und genauer an ihre Ziele verschickt werden, und die Rückmeldungen erfolgen immer schneller. Im Vordergrund steht die verbesserte Leistungsfähigkeit der Hirnrinde. Die Hirnrinde hilft dem Kind, seine Muskeln präzis zu führen, Sinneseindrücke zu verarbeiten und zu interpretieren, Erinnerungen zu sammeln, zu speichern und abzurufen. Natürlich bringt die Hirnrinde diese Leistungen nicht allein zustande. Es gehört das ganze Netzwerk dazu.

Kenntnisse dieser intensiven Entwicklung haben Eltern gelegentlich unnötig verunsichert. Die Eltern bekamen Angst, dass sie eine kritische Periode im Leben ihres Kindes verpassen könnten. «Entwicklungsfenster» schließen sich aber nicht in dem Sinne, dass am Ende des dritten Jahres der weitere Lebensweg vorgezeichnet ist. Es ist dennoch eine wichtige Zeit. In den ersten drei Jahren braucht das Kind Gelegenheiten, seine Sinne zu schärfen und eigene Erfahrungen zu machen. Es soll sehen, was passiert, wenn ein Stein ins Wasser fällt, es soll Sprache in der Form von Konversation, Reimen und Liedern erleben, es soll auf dem Rasen rennen und springen, es soll mit anderen Kindern zusammen spielen. Das Kind erwirbt Grundfähigkeiten, auf die es aufbauen kann.

Das individuelle Temperament

Ursina hat festgestellt, dass Jonas und Andrea schon in den ersten Monaten nach der Geburt ganz anders auf die gleichen Ereignisse reagiert haben. Während sich Andrea über jede neue Situation aufgeregt hat und schwer zu beruhigen war, war Jonas die Ruhe selber. Auch mit drei Jahren weint Andrea und sucht Schutz bei ihrer Mutter, wenn eine fremde Person in ihre Nähe kommt.

Um Erkenntnisse zu gewinnen über Unterschiede im Temperament, untersuchten Psychologen das Verhalten von Kindern während ihrer Entwicklung in Bezug auf ihre Reaktionen auf neue, potenziell störende, Situationen. Im Alter von vier Monaten hörten die Kinder eine verfremdete Stimme aus einem Lautsprecher oder sahen ein farbiges Mobile, das sich direkt vor ihren Augen bewegte. Es zeigten sich zwei Haupttypen von Kindern: Kinder, die mit Weinen und heftigen Körperbewegungen sich aktiv gegen die neuen Reize wehrten (hoch reagierend), und Kinder, die mit ruhigem Interesse das Geschehen verfolgten (niedrig reagierend). Die hoch reagierenden Kinder hatten eine größere Wahrscheinlichkeit, in den nächsten zwei Jahren eher ängstlich zu sein und mit sieben Jahren schüchterner im Umgang mit anderen Kindern als die Kinder, die im Alter von vier Monaten niedrig reagierend waren.

Interessant waren die Resultate der Untersuchungen, als die Kinder elf Jahre alt waren. Von den Kindern, die im Alter von vier Monaten zu den stark reagierenden gehörten, waren 15 % scheu, nur 5 % überschwänglich und keine als «rebellisch» zu bezeichnen. Von den Kindern, die im Alter von vier Monaten ruhig auf die ungewohnten Situationen reagiert hatten, waren nur 1 % scheu, aber 30 % überschwänglich und 10 % «rebellisch.»

Unterschiede im Temperament sind zum großen Teil auf Unterschiede im Nervensystem zurückzuführen. Die Amygdala spielt hier eine große Rolle (s. Abb. 1 auf S. 12 und Abb. 2 auf S. 13). Die Eindrücke, die via Thalamus zur Hirnrinde und zur Amygdala gelangen, werden unterschiedlich verarbeitet. Bei einem Kind mit einer sehr sensiblen Amygdala regen störende Sinneseindrücke dieses Organ stärker an als bei einem Kind mit einer weniger sensiblen Amygdala. Dadurch werden auch Hypothalamus und Stammhirn stärker aktiviert, der Puls beschleunigt sich, der Blutdruck steigt an, die Atmung wird schneller, das Stresshormon Cortisol wird in größeren Mengen ausgeschüttet. Die Informationen, die dabei in die Hirnrinde gelangen, rufen unangenehme Erinnerungen an ähnliche Erlebnisse hervor, und Angstgefühle treten auf. Die Amygdala von einem Kind wie Jonas reagiert jedoch nicht so stark auf äußere fremde Eindrücke. Sein Puls und seine Atemfrequenz steigen kaum an, sein System schüttet wenig Cortisol aus.

Obwohl Temperamentseigenschaften zum großen Teil angeboren sind und mehr oder weniger durchs ganze Leben stabil bleiben, können Lebenserfahrungen sie trotzdem bis zu einem gewissen Grad beeinflussen: Eltern können einem eher schüchternen Kind helfen, sich langsam an neue Personen und neue Situationen zu gewöhnen. Ein überschwängliches Kind kann lernen, etwas vorsichtiger und nachdenklicher zu werden.

Fünftes bis achtes Lebensjahr

Die fünfjährige Monika ist künstlerisch, fantasievoll und unternehmungslustig. Ihre Neugierde scheint grenzenlos und ihr häufigstes Wort ist im Moment «warum?». Besonders liebt sie das Zeichnen. Sie ist aber bald frustriert, wenn es ihr nicht auf Anhieb gelingt. Die achtjährige Sophie geht gern in die zweite Klasse und zeigt stolz ihren Eltern, was sie in der Schule gelernt hat. Sie hilft tatkräftig im Haushalt mit und ist voll verantwortlich für Alia, den Familienhund. Sie hat gute Freundinnen in der Schule, bringt sie oft nach Hause und merkt, wenn jemand traurig ist und ihre Hilfe braucht. Wenn ihre Spielkameraden streiten, versucht sie zu vermitteln.

Während Monika noch in den Kindergarten geht, ist Sophie schon seit einem Jahr in der Schule. Kindergarten und Schule unterliegen einem ständigen Wandel. Symbolisierten früher die Worte «Spielen» und «Lernen» die Trennung zwischen Kindergarten und Schule, sind diese zwei Schwerpunkte heute gleichmäßiger auf beide Institutionen verteilt. Neue Erkenntnisse aus der Entwicklungsbiologie und Lernpsychologie sind bei der Ausarbeitung neuer Richtlinien eingeflossen. An einer Fachtagung des Verbands Schweizer Kindergärtnerinnen hat die Präsidentin, K. Nuspliger, einige Aspekte dieses Wandels folgendermaßen ausgedrückt: «Die Grenze zwischen Kindergarten und Schule, zwischen Spiel und Leistung, zwischen Gemüt und Intellekt verliert ihre Konturen.»

Im Vergleich zur Schule der ersten Hälfte des 20. Jahrhunderts haben Schülerinnen und Schüler heute mehr Möglichkeiten zur Entfaltung individueller Begabungen und mehr persönliche Handlungsfreiheiten. Dies erfordert jedoch ein entsprechendes Verantwortungsbewusstsein.

Schon vor dem Eintritt in die Schule können Kinder wesentliche Grundhaltungen und Kompetenzen entwickeln, die für ihr weiteres Leben von großer Bedeutung sind. Diese bilden die Grundlage für ihren Umgang mit anderen Menschen, die Entfaltung ihrer persönlichen Begabungen, ihre Freude an Bewegung und für den Aufbau eines starken Gesundheitsbewusstseins. Die Entwicklung dieser Kompetenzen bedeutet eine größere Chance, die Schuljahre und die Adoleszenz als positive Herausforderung zu erleben, und ist wichtig für die Bildung von Schutzfaktoren gegen späteres Risikoverhalten, wie zum Beispiel Bewegungsarmut, Überessen, Rauchen, übermäßiges Trinken und die Einnahme von illegalen Drogen.

Fähigkeiten von Kindern im Alter von fünf bis sechs Jahren

Kognitive:

- Wortschatz von etwa 3000 Wörtern
- Zahlenkonzepte, Konzept der Schriftsprache
- Ursache und Wirkung unterscheiden
- Ziele setzen, Strategien wählen, Ziele erreichen

Psychologische:

- realisiert die Konsequenzen von eigenen Handlungen oder Unterlassungen
- Stolz, Scham, Schuldgefühle
- unterscheidet zwischen Fantasie und Wirklichkeit
- kann Frustrationen überwinden
- Freude an kreativen Aktivitäten

Soziale:

- Empathie
- ein Konzept von «Fairness»
- Verantwortung, Zusammenarbeit
- Ausweitung der Perspektiven: Familie, Gemeinde, andere Kulturen, Umwelt

Bei der Entwicklung dieser Kompetenzen spielen Eltern, Großeltern, Kindergarten und Tagesstätte eine nicht zu unterschätzende Rolle. Da wir gerade von Großeltern sprechen, ist es interessant zu wissen, dass Menschen wahrscheinlich die einzigen Lebewesen sind, bei denen Großeltern in der Kindererziehung mitwirken.

An die Stelle von starren, allgemeingültigen Rezepten der Kindererziehung tritt das Konzept der «Passung». Dieses besagt, dass die Persönlichkeit eines Kindes sich am besten entwickeln kann, wenn eine Harmonie besteht zwischen der Veranlagung des Kindes einerseits – seinen Begabungen, seinem Temperament und seiner Motivation – und den Erwartungen, Anforderungen und Möglichkeiten der Eltern und seiner Umgebung andererseits.

In ihrem Alltag lernen Sophie und Monika, dass ihre eigenen Handlungen oder Nicht-Handlungen Konsequenzen haben. Wenn Sophie ihre Pflanzen vergisst, gehen sie ein, und sie wird nicht automatisch neue bekommen. Monika legt ihre Kleider für den nächsten Tag am Abend bereit. Tut sie das nicht, kommt sie wahrscheinlich zu spät in den Kindergarten. Die Freude, etwas selber erreicht zu haben, führt zum Stolz auf die eigenen Leistungen und fördert auch das Verantwortungsbewusstsein, was in der Adoleszenz von besonderer Tragweite sein wird.

Beide Kinder helfen im Haushalt, obwohl Monika eigentlich lieber draußen wäre. Sie zieht es vor, mit ihrem Vater im Garten zu arbeiten. Kinder in diesem Alter fühlen sich als geschätzte Mitglieder des Familienteams, wenn sie eine regelmäßige Verantwortung für eine spezielle Aufgabe im Rahmen ihrer Möglichkeiten tragen dürfen. Sie sind stolz auf ihre Leistungen und ihren Beitrag zum Familienleben.

Monika ist rasch frustriert, wenn ihr etwas nicht auf Anhieb gelingt. Ihre Mutter realisiert das und versucht, Monika zu helfen, Situationen zu meistern, die zu Frustrationen führen könnten, statt diesen Situationen einfach aus dem Wege zu gehen. Im 20. Jahrhundert hat die falsche Interpretation von Sigmund Freud, wonach Frustrationen zwangsläufig Neurosen verursachen, eine ganze Generation von Erziehenden verunsichert: Alles wurde unternommen, um Kindern Situationen zu ersparen, die zu Frustrationen führen könnten. Doch solche Situationen gehören zum Leben, in dem nicht alles lustig, leicht und sofort verfügbar ist. Erst später hat Freuds Tochter Anna klargestellt, dass nicht Frustration an sich, sondern die Unfähigkeit, diese zu überwinden, zu Neurosen führt. Kinder brauchen die Unterstützung von Erwachsenen, um zu lernen, wie man mit schwierigen Situationen umgeht.

Sophie ist ausgesprochen sozial eingestellt. Es macht sie traurig, wenn Menschen oder Tiere leiden müssen, und sie hilft so weit sie kann, Schmerzen zu lindern und Unrecht zu vermeiden. Kinder in diesem Alter sind fähig, die Gefühle anderer Menschen zu verstehen, Anteil zu nehmen und zu helfen. Ein Gefühl für das notwendige Gleichgewicht von Geben und Nehmen erwacht. Die ersten Freundschaften werden geschlossen. Beide Kinder haben einen Sinn für Fairness entwickelt. Sie sind sich bewusst, dass sie teilen sollten, dass Spielregeln einzuhalten sind und dass sie versuchen sollten, Konflikte mit Argumenten statt mit Gewalt zu lösen.

Bei Monika und Sophie ist die Sprachentwicklung weit vorangeschritten, was ihnen enorme Vorteile bringt. Die Sprache unterstützt ihre Konzentration und ihr Gedächtnis. Das Lesen öffnet neue Welten. Die Kinder können ihre eigenen Gedanken und Wünsche besser ausdrücken und nehmen nun aktiv an den lebhaften Gesprächen am Familientisch teil. Sie erzählen gerne und freuen sich über Familienscherze.

Sophie übt fleißig ihre Musik für das nächste Schulkonzert. Sie kann sich auf eine Aufgabe konzentrieren und sich dafür einsetzen. Sie genießt das Malen, Tanzen und Singen und hat wenig Lust, passiv vor dem Fernsehapparat zu sitzen.

Das Kind im Vorschulalter hat ein enormes Potenzial an Entdeckungs- und Unternehmungslust. Es ist künstlerisch, schöpferisch und fantasievoll. Aber sein Denken unterliegt auch altersbedingten Einschränkungen. Es sucht direkte, einleuchtende, einfache Lösungen für komplexe Probleme. Es hat eine Tendenz zu Stereotypien und Vereinfachungen. Erst mit der Zunahme von Erfahrungen lernt es, seine Ansichten zu hinterfragen und ein Problem aus verschiedenen Perspektiven zu sehen. Der amerikanische Erziehungswissenschaftler Howard Gardner betont aber, dass nicht alle Einschränkungen des Vorschulalters automatisch mit der weiteren Entwicklung verschwinden. Sie können später unter anderem als Populismus in Erscheinung treten.

Die ersten Schuljahre bedeuten einen wichtigen Entwicklungsschritt, wenn Kinder systematisch in das Wissen und die Fertigkeiten ihrer Kultur eingeführt werden. In diesem Alter nehmen Gedächtnis- und Konzentrationsfähigkeit zu, während ihre Ablenkbarkeit abnimmt. Alles, was sie neu lernen, bewirkt strukturelle Veränderungen im Gehirn (**Abb. 16** auf S. 50).

Zwei Prozesse sind beim Lernen entscheidend. Im ersten stellt ein Kind eine Frage, zum Beispiel: «Was machen Tiere in der Nacht?» Wenn

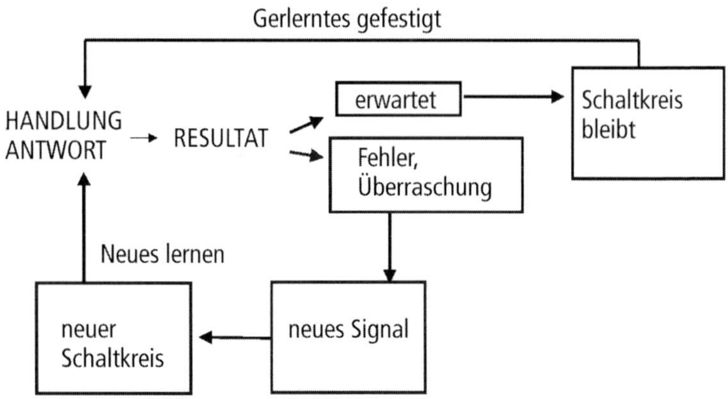

Abbildung 16: *Lernen besteht aus Festigung von schon gelernten und Aufnahme von neuen Inhalten.*

das Kind darauf hört, dass Tiere auch schlafen, bestätigt sich seine Annahme, dass Tiere wie Menschen die Nacht zum Schlafen brauchen. Die Antwort war wie erwartet. Der Schaltkreis im Gehirn wird verstärkt.

Im zweiten Prozess bekommt das Kind eine unerwartete Antwort: Hamster sind in der Nacht aktiv und schlafen mehr am Tag. Die unerwartete Antwort führt zu neuem Wissen. Ein neuer Schaltkreis wird gebildet. Auf diese Weise kann auch ein Fehler den Anlass für neues Lernen bedeuten. Beide Prozesse – neues Wissen und die Festigung von schon Gelerntem – sind sehr wichtig. Das heißt also Neues lernen, aber auch Bestehendes üben. Beim Lernen von manuellen Fertigkeiten kommt der Übung eine besondere Rolle zu. Es braucht zum Beispiel für die Beherrschung des Geigenbogens 2,5 Millionen Streichbewegungen.

Der Anreiz zum Lernen kommt aus zwei verschiedenen Richtungen. Wenn ein Kind ein Ziel vor Augen hat, zum Beispiel eine Geschichte selber lesen zu können, hilft ihm der kognitive Teil seiner Vorderhirnrinde, der Aufgabe seine volle konzentrierte Aufmerksamkeit zu schenken. Die Anregung findet «top-down», von oben nach unten, statt. Im zweiten Fall findet die Anregung «bottom-up», oder von unten nach oben, statt. Neue, unerwartete Reize stimulieren den emotionalen Teil der Vorderhirnrinde. Dies geschieht, wenn ein Kind eine besonders ausdrucksvolle Illustration in einem Kinderbuch sieht. Für das Lernen ist es optimal, wenn beide Lernwege sich ergänzen.

Eine Voraussetzung für das Lernen ist das richtige Maß an Herausforderung. Ist eine Aufgabe zu einfach, spürt ein Kind wenig Anreiz, sie zu lösen. Ist die Aufgabe zu schwer, kann der Leistungsdruck zu groß werden, und das Kind gerät unter Stress. Untersuchungen haben gezeigt, dass die Lernfähigkeit mit Cortisolwerten korreliert. Wenn wenig Anreiz vorhanden ist, bleibt der Cortisolspiegel niedrig. Ein mittlerer Wert korreliert mit dem Gefühl der «Herausforderung» und mit guten Lernchancen. Ein hoher Cortisolwert ist ein Zeichen von Stress und bedeutet eine Einschränkung der Lernfähigkeit.

«Frühkönner»

Anreize zum Lernen von Schulfertigkeiten bestehen bei Kindern schon vor dem Schuleintritt. Umfassende Studien in verschiedenen Landesteilen der Schweiz zeigten, dass 14% der eintretenden Kinder (6–7 J) lesen, rechnen oder beides konnten. Dies bedeutet einen Vorsprung gegenüber ihren Klassenkameraden von 1/2 bis 1 Jahr. Ein Vorsprung im Lesen wurde bei 2/3 der Mädchen der Frühlernergruppe und bei 1/3 der Jungen beobachtet. Beim Rechnen waren es 3/4 der Jungen und 1/4 der Mädchen. Eine wichtige Beobachtung war, dass auch Kinder aus «bildungsfernen» Elternhäusern mit geringer sprachlicher und intellektueller Unterstützung zu den Frühkönnern gehörten. Innerhalb der Frühkönner wurden drei Gruppen festgestellt: Kinder, die von den Eltern instruiert wurden, Kinder, die ihre älteren Geschwister nachgeahmt haben, und Kinder, die aus eigener Initiative gelernt haben. Kinder, die aus eigenem Antrieb lernten, hatten die größte Chance, ihren Vorsprung bis zum Ende der Schulzeit in den beiden Fächern beizubehalten. Dass viele Kinder ab dem Alter von vier Jahren beginnen, sich für Lesen, Schreiben oder Rechnen zu interessieren, ist ein Argument für ein Schulmodell, das diese Tatsache berücksichtigt. Ein Beispiel dafür ist die so genannte «Grund- oder Basisstufe», die altersgemischte Klassen von 4- bis 8-jährigen Kindern vorsieht und ein flexibles, individuell angepasstes Übertrittsalter in die Primarschule. Die Förderung der Kulturtechniken soll in einer pädagogischen Kontinuität vom spielerischen zum systematischen Lernen ablaufen. Bei Kindern zwischen vier und sechs Jahren befindet sich das Aufmerksamkeitssystem in intensiver Entwicklung. Dies ermöglicht dem Kind bei geeigneter Umgebung, seine Aufmerksamkeit auf ein Objekt zu konzentrieren, verschiedene

Wege zur Lösung von Problemen zu suchen und seine Impulse zu regulieren. Es ist auch das Alter, in dem spezielle Neuronen, die bei Lern- und Erinnerungsprozessen eine wichtige Rolle spielen, in vielen Regionen des menschlichen Gehirns auftreten.

Häufig wird von «Entwicklungsfenstern» gesprochen. Die Idee dahinter ist, dass bestimmte Perioden im Leben «kritisch» sind. Das Verpassen eines kritischen Entwicklungsfensters hat irreversible Konsequenzen und kann nicht nachgeholt werden. Dieser Ansicht begegnen wir in der Redewendung: «Was Hänschen nicht lernt, lernt Hans nimmermehr.» Heute wird von «sensiblen» Phasen gesprochen, die Perioden des optimalen Erwerbens und Erlernens bedeuten. Verpasstes kann grundsätzlich nachgeholt werden, aber der nötige Einsatz wird immer größer. Ein Beispiel dafür ist das Erlernen einer zweiten Sprache.

kritische «Fenster»	sensible «Fenster»
Das Verpassen eines kritischen Entwicklungsfensters hat irreversible Konsequenzen und kann nicht nachgeholt werden.	Entwicklungsfenster sind Perioden des optimalen Erwerbens und Erlernens. Ein Nachholen ist möglich, aber schwerer.
«Was Hänschen nicht lernt, lernt Hans nimmermehr.»	«Was Hänschen nicht lernt, lernt Hans oft nur schwer.»

Bei der achtjährigen Sophie hat ein neuer wichtiger Schritt in der Hirnentwicklung eingesetzt. Nach einer Phase des «Blühens», in der viele Synapsen gebildet wurden, folgt nun die Phase des Festigens von häufig gebrauchten Synapsen und das Stutzen jener Synapsen, die nicht gebraucht werden. Die intensive Phase des Stutzens dauert etwa bis zum Alter von 19 Jahren. Diese Phase tut dem Fantasiereichtum und der Unternehmungslust von Kindern keinen Abbruch. Im Gegenteil: Sie ermöglicht ihnen, enorm viel zu lernen und Neues zu erleben.

Hirnentwicklung: Kindheit (fünftes bis achtes Jahr)

- Gehirn erreicht Erwachsenenvolumen: sechs bis sieben Jahre
- Verbindungen innerhalb der Hirnrinde und zwischen der Hirnrinde und den darunter liegenden Strukturen nehmen zu

- Auftreten von «Lernneuronen»
- intensive Bildung von Synapsen (Blühen), gefolgt vom Abbau der nicht benutzten Synapsen (Stutzen)
- Entwicklung der Aufmerksamkeits- und Gedächtnissysteme: Zunahme der Konzentrationsdauer und des Erinnerungspotenzials
- Entwicklung der Sprachzentren: Erhöhung der Sprachkompetenz
- verstärkte Verbindung der beiden Hirnhälften: Zusammenfügen von zwei Informationsquellen
- Myelinisierung der Nervenverbindungen und damit Zunahme der Übertragungsgeschwindigkeit

Pubertät/Adoleszenz

Die Zwillinge Simon und Kaspar sind in der Pubertät. Alles ändert sich und gerät durcheinander. Sie schießen in die Höhe, Barthaare sprießen, der Penis wächst, und der Stimmbruch findet statt. Obwohl sie Zwillinge sind, verarbeiten sie das verwirrende Geschehen nicht gleich. Simon verbringt viel Zeit mit seiner Trompete und spielt im Jugendorchester. Kaspar weiß nicht so recht, was er machen will, liegt viel herum und hört Rockmusik. Die Eltern sind besorgt, weil er diese so verheißungsvolle Zeit verschläft und seine jugendlichen Kräfte mit Herumlungern verbraucht. Ihm scheinen sämtliche Ideale, jedes Verantwortungsgefühl und jeglicher Ehrgeiz zu fehlen.

Dass die eineiigen Zwillinge nicht identisch im Verhalten sind, zeigt deutlich, dass das Verhalten nicht direkt vererbt wird. Die Genetik hat allein nur einen indirekten Einfluss darauf. Es ist die Interaktion von Vererbung und Aktivität, die entscheidend ist, wobei Einflüsse der Umgebung eine sehr wichtige Rolle spielen. Doch auch wenn die Zwillinge im gleichen Haus aufwachsen – also ihre Umwelt im Prinzip die gleiche ist –, sind ihre «persönlichen Umwelten» nicht gleich. Das Verhältnis zu ihren Eltern ist nicht identisch, ebenso wenig wie ihre individuellen

Erlebnisse im Alltag. Sie sehen alles mit eigenen Augen und verarbeiten ihre Erlebnisse auf individuelle Weise. Zudem haben sie sich andere Freundeskreise ausgesucht.

In der Phase der Pubertät, die im Durchschnitt zwischen 8 und 15 Jahren liegt, findet ein starker Anstieg der Geschlechtshormone statt, der die Entwicklung des Körpers und der Psyche stark beeinflusst und zu tiefgreifenden Umstellungen im Zusammenhang mit dem Erreichen der Geschlechtsreife führt. Jugendliche sind oft mit der Entwicklung ihrer persönlichen Identität sehr beschäftigt.

Das Adoleszentenalter wird definiert als die Periode zwischen Pubertät und dem Erwachsenenalter. Ein Paradoxon dieser Phase ist, dass sie die gesündeste Periode im Leben sein könnte, doch findet in dieser Zeit ein 200- bis 300-prozentiger Anstieg von Unfällen und Sterblichkeit statt, meistens im Zusammenhang mit Risikoverhalten. Wie ist dieses Paradoxon zu erklären? Jugendliche in der industrialisierten Welt haben enorme Freiheiten und Möglichkeiten, doch ist die Periode zwischen Pubertät und Erwachsenenverantwortung sehr lang. Zwischen 1860 und 1960 nahm diese Phase von zwei bis fünf Jahren auf zehn bis zwölf Jahre zu.

In dieser empfindlichen Periode der großen Freiheit bei geringer Verantwortung ist das Gehirn in voller Entwicklung und noch keineswegs ausgereift. Besonders der vorderste Teil des Stirnhirns, der im Netzwerk des Planens, Entscheidens, Bewertens, der Selbstkontrolle, der Verantwortungsübernahme und der Interpretation von sozialen Signalen anderer Menschen eine wesentliche Rolle spielt, wird erst im Erwachsenenalter seine volle Reife erreichen.

Jugendliche haben ein großes Lernpotenzial. Während der Adoleszenz entwickeln sich Denk- und Aufmerksamkeitssysteme, die Abstraktionsfähigkeit und Gedächtniskapazität nehmen zu. Die Möglichkeiten dieser Phase sollten voll ausgeschöpft werden. Neue Forschungsergebnisse bestätigen die Wichtigkeit von einer «kognitiven Reserve», die im späteren Leben einen wesentlichen Vorteil bringt.

Das Ungleichgewicht von Wissen und Fühlen kann bei Adoleszenten zu großen inneren Auseinandersetzungen führen. Zwischen 6 und 19 Jahren nimmt die Verbindung zwischen dem limbischen Gefühlssystem und dem Hirnrinde-Wissenssystem deutlich zu, bei Mädchen früher als bei Jungen. Dies ermöglicht wohl ein besseres Gleichgewicht zwischen Gefühlen und rationalem Wissen – die volle Reife dieser wichtigen Verbindung wird aber erst im Alter von 50 bis 60 Jahren erreicht.

Viele Eltern erfahren den Umgang mit ihren Adoleszenten als besonders problematisch. Eine wissenschaftliche Untersuchung hilft ihnen, das Verhalten ihrer Kinder besser zu verstehen. Die Forscher fanden einen Zusammenhang zwischen der Größe der Amygdala und Aggressivität. Die Amygdala spielt eine große Rolle bei der Verarbeitung negativer Emotionen. In der weniger stürmischen Entwicklungsphase nach der Adoleszenz verliert dieser Faktor an Bedeutung.

Erwachsenenalter

Daniel, der Bruder der Zwillinge, ist neun Jahre älter als Simon und Kaspar. Er hat seine Berufslehre abgeschlossen, hat eine verantwortungsvolle Stelle im Betrieb und eine gute Freundin, Jessica. Er wirkt viel selbstsicherer als die Zwillinge, die manchmal das Gefühl haben, sie müssen sich und der Welt beweisen, wer sie sind, ohne dass sie sich noch selber darüber im Klaren sind. Daniel macht sich Gedanken über seine Zukunft. Er interessiert sich für Politik und Umweltfragen und setzt sich ein für die Erschließung von alternativen Energieformen. Bei Abstimmungen versucht er, die Argumente der Befürworter und der Gegner einer Vorlage kritisch abzuwägen.

Das umfassende kritische Denken, manchmal «abwägendes Urteilen» genannt, entwickelt sich langsam. Studien zeigen, dass erst etwa 30 Prozent aller 28-Jährigen diese Fähigkeit besitzen. Sein Entwicklungsstand und seine Erfahrungen geben Daniel die Möglichkeit, von seinen Erfolgen und Misserfolgen zu lernen, sich die Zukunft vorzustellen und Entscheidungen besser zu treffen. Er genießt seine verantwortungsvolle Position im Beruf. Er kann komplexe Zusammenhänge erfassen und sorgfältig beurteilen.

Abwägendes Urteilen

- Entscheiden bei unvollständiger Information
- rationale und emotionale Faktoren berücksichtigen
- Abwägen der Kurz- und Langzeitkonsequenzen der Entscheidung
- Abwägen der Konsequenzen, wenn ich *nicht* entscheide

Das Gehirn des 23-jährigen Daniel ist in einer wichtigen Konsolidierungsphase. Die einzelnen Regionen seiner Hirnrinde sind nun optimal vernetzt. Die Verstärkung der vertikalen Verbindungen zwischen den Denkzentren und den Gefühlszentren ist weiter vorangeschritten. Sein Balken, die Verbindung zwischen den beiden Hirnhälften, hat seinen maximalen Durchmesser erreicht.

Viele spezielle Neurone, die eine besondere Rolle bei Erinnerungen und beim Lernen spielen, sind jetzt in der Hirnrinde vorhanden. Sie bleiben bis ins hohe Alter erhalten. Die Fähigkeit zum Planen und Organisieren nimmt zu. Impulse werden besser kontrolliert. Der stürmische Wildbach der Adoleszenz, in dem alles aufgewirbelt wurde, mündet in den ruhigeren Fluss des Erwachsenenalters. Dies bedeutet jedoch keineswegs einen Stillstand. Der Strom wird breiter, tiefer, wird von immer mehr Zuflüssen in Form von Erfahrungen gespiesen.

Das mittlere Alter

Die dritte Generation der Familie Neukomm ist so unterschiedlich wie die vierte. Ursina (37 J), die Mutter von Andrea und Jonas, ist eine Frohnatur, die selbstsicher und vertrauensvoll durchs Leben geht. Lisa (41 J), aus Hamburg, die Mutter von Sophie und Monika, fühlt sich in ihren Aufgaben als Sozialarbeiterin gelegentlich überfordert. Sie setzt sich voll und ganz für die Lösung der Probleme der Gesellschaft ein, die der Obdachlosen, der Armen, auch der alten Menschen in ihrer Einsamkeit. Sie hat Angst, dass sie mit ihrem eigenen Altern nicht zurechtkommen wird und dass sie einmal der Familie und der Gesellschaft zur Last fallen könnte. Lukas (51 J), der Vater von Daniel und den Zwillingen, hat seine «Midlife»-Krise überwunden, in der er an sich, an seiner Ehe, seinem Beruf und ganz allgemein an der Zukunft zweifelte. Nach einem Berufswechsel hat er wieder Selbstvertrauen, ist Präsident im Turnverein und hilft seiner Frau aktiv mit, die Rolle der «Sandwich-Generation» zwischen den Eltern und den Kindern zu meistern. Lukas, Ursina und Lisa stehen mitten im Leben.

Das Astronautenalter

Die Periode zwischen 40–60 Jahren könnte als «Astronautenalter» bezeichnet werden, eine Phase in der höchste körperliche und geistige Leistungen verlangt werden können. Mit ihren 55 Jahren ist die Astronautin B. Morgan keine Ausnahme. Das Durchschnittsalter der Astronautenteams stieg von 40.7 Jahren im Jahr 1995 auf 46.7 Jahren 2008. Auch das Durchschnittsalter beim ersten Weltraumflug nahm von 35 auf ungefähr 45 Jahre zu.

Dies heißt aber nicht, dass alles automatisch aufwärts geht. Seh- und Hörvermögen nehmen schon ab, ebenfalls Kraft und Beweglichkeit. Kreislauf, Atmung und Infektabwehr funktionieren nicht mehr wie mit 20 Jahren. Doch Menschen im mittleren Alter können ihre reichlich vorhandenen Kräfte mobilisieren, um einen erheblichen Anteil der natürlichen Funktionsabnahmen aufzuhalten. Aufgrund der optimaler Vernetzung des Gehirns und der gesammelten Lebenserfahrungen sind die Voraussetzungen dafür gegeben, dass Menschen in diesem Alter abgewogene Entscheidungen treffen und große Verantwortung übernehmen können.

Eine großangelegte Befragung von Menschen in Europa und den USA zeigte, dass der Begriff der «Midlife»-Krise eine gewisse Berechtigung hat. Die Lebenszufriedenheit sank sowohl bei den Männern wie auch bei den Frauen langsam von 15 Jahren bis 30–40 Jahren. Nach etwa 50 Jahren stieg sie wieder an, bis mindestens 70 Jahre. Ebenfalls interessant ist die zunehmende Tendenz, die eigene Lebenseinstellung zu ändern. Bis zum Alter von 45 Jahren sind es lediglich 12% der Menschen, mit 55 Jahren gaben ganze 41% der befragten Menschen an, ihre Lebenseinstellung geändert zu haben.

Gewohnheiten und Lebensstil zwischen 30 bis 50 Jahren haben einen bedeutenden Einfluss auf die Lebensqualität zwischen 70–90 Jahren.

Wichtige Faktoren sind eine positive Einstellung, ausreichende körperliche und anspruchsvolle geistige Aktivität sowie ein gutes Gesundheitsbewusstsein und die Bereitschaft, Information zu suchen.

Kognitive Reserve aufbauen

Ein neuer Begriff, der mit der verlängerten Lebenserwartung an Bedeutung gewinnt, ist die so genannte kognitive Reserve. Jeder Mensch hat im Verlaufe seines Lebens viele Erfahrungen gesammelt und daraus viel gelernt. Dies hat auch die Komplexität seines Hirnnetzwerkes erhöht. Die häufige Auseinandersetzung mit komplexen Fragen und Sachverhalten und das Ausprobieren alternativer Strategien erhöht die Fähigkeit, Abbauprozesse des Alterns zu verzögern und die Plastizität des Gehirns auch im Alter weiterhin auszunützen.

Hirnentwicklung im Erwachsenenalter

Obwohl es bei Erwachsenen bei weitem nicht so viele prominente «Schlagzeilen» in den Nachrichten über Hirnentwicklung gibt wie bei Kindern und Jugendlichen, finden entscheidende Reifungsprozesse während dieser Phase statt. Erwachsene haben oft eine starke Motivation und die notwendige Ausdauer, um Neues zu lernen, besonders dann, wenn sie ein klares Ziel vor Augen haben.

Die Plastizität des Gehirns bleibt weitgehend erhalten. Die Verbindungen zwischen den Hirnstrukturen werden im Erwachsenenalter ständig verstärkt und durch Übung verbessert, ob es sich nun um manuelle Fertigkeiten oder um Gedankenassoziationen handelt. Die Funktionsgebiete der Hirnrinde haben keine festen «Landesgrenzen». Die «Karte» der Hirnrinde ist im Gegenteil sehr dynamisch. Gebiete, die trainiert werden, vergrößern sich auf Kosten von weniger benutzten Hirnregionen. Dies hat auch praktische Konsequenzen für die Rehabilitation, zum Beispiel nach einem Hirnschlag.

Die Plastizität des Gehirns kann heute direkt nachgewiesen werden. Taxichauffeure (32 bis 62 Jahre) wurden untersucht, die sich jahrelang in Londons Straßenwirrwarr zurechtfinden mussten. Je länger ein Chauffeur in seinem Beruf gearbeitet hat, desto größer war der Teil seines Hippocampus, der räumliche Verhältnisse verarbeitet.

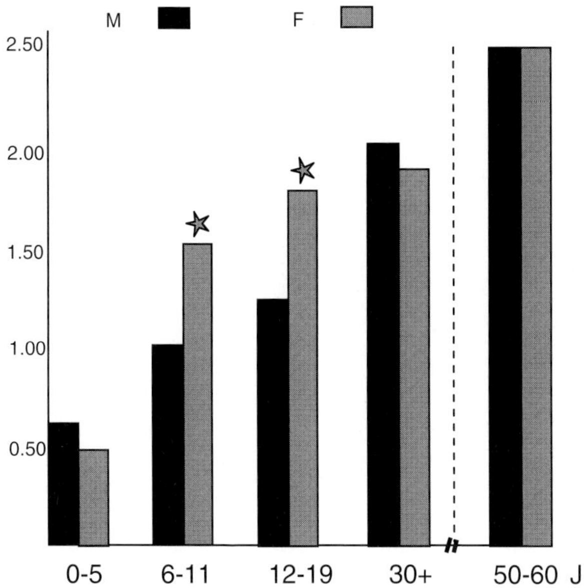

Abbildung 17: *Zunahme der Myelinisierung der Verbindungen zwischen limbischen und kognitiven Zentren*

In einer anderen Studie wurden Personen untersucht, die die Blindenschrift lernten. Bei ihnen vergrößerte sich nach einigen Tagen der Übung die Hirnregion, die für den Tastsinn der Fingerspitzen verantwortlich ist. Wenn mit dem Üben einige Tage ausgesetzt wurde, schrumpfte die Region zu ihrer ursprünglichen Ausbreitung zurück. Bei einem erneuten Training dehnte sich diese Hirnregion wieder aus. Diese Untersuchung zeigt die enorme Plastizität des Gehirns. Sie zeigt aber auch, dass nur eine kurze Trainingszeit noch keine stabile Veränderung im Gehirn bewirkt. Konsequentes und andauerndes Trainieren ist dafür notwendig. Im erwachsenen Alter findet eine zunehmende Verbindung der Hirnrindenareale statt, die eine umfassende Integration von Hirnfunktionen ermöglicht.

Die Verbindung zwischen den beiden Hirnhälften wird verstärkt, wobei es Unterschiede zwischen Männern und Frauen gibt. Die maximale Dicke dieser Verbindung (corpus callosum) wird bei Frauen zwischen 40–60 Jahren erreicht und bei Männern zwischen 20–30 Jahren. Eine zusätzliche Entwicklung ist die Verstärkung der Verbindungen zwischen Hirnrinde und Strukturen, die unter der Hirnrinde liegen, zum Beispiel die Amygdala. Dies verstärkt die Verbindung von Denken und Fühlen und fördert das abwägende Urteilen.

Hirnentwicklung: Erwachsenenalter

- Vernetzung der Hirnareale
- verstärkte Verbindung der beiden Hirnhälften
- verstärkte Verbindung zwischen Hirnrinde und limbischem System
- aktivitätsbedingte Plastizität

Die Persönlichkeit beeinflusst Wohlbefinden und Lebensstil

Dass individuelle Persönlichkeitsmerkmale einen Einfluss auf die Gesundheit haben, ist den meisten von uns bekannt: Wir haben, zum Beispiel, vom Spitzenmanager gehört, der sich keine Pause gegönnt hat und an einem Herzversagen gestorben ist. Uns weniger bewusst ist es, dass Persönlichkeitsmerkmale auch auf das allgemeine Wohlbefinden und die Fähigkeit, mit Lebensproblemen umzugehen, einen starken Einfluss ausüben.

Persönlichkeit: Das Zusammenwirken von Temperament und Charakter

Der Psychiater C. R. Cloninger beschreibt Persönlichkeit als das Zusammenwirken von Temperament und Charakter. Das Temperament umfasst die Emotionalität des Menschen und ist zum großen Teil durch die Anlage des Nervensystems beeinflusst, während der Charakter vorwiegend Werte und Ziele umfasst, die zum großen Teil durch die Kultur, in der man lebt, und durch die persönlichen Lebenserfahrungen geformt werden, zum Beispiel die Einstellung zur eigenen Person, zu seinen Mitmenschen und zum Universum (Tab. 3).

Marie von Ebner-Eschenbach hat die Wichtigkeit des persönlichen Erlebnisses treffend formuliert: «Nicht was wir erleben, sondern wie wir empfinden, was wir erleben, macht unser Schicksal aus.» Zum Beispiel: Zwei 50-jährige Mitarbeiter einer Maschinenfabrik werden gleichzeitig

Tabelle 3: Persönlichkeit

Temperament	Charakter
Emotionalität	Ziele, Werte
Angeboren	lebenslange Entwicklung
Relativ stabil	Lebenserfahrungen
Neues/Tradition	
Zuwendung: viel/wenig	Selbstbestimmung
Ausdauer: viel/wenig	Hilfsbereitschaft, Verträglichkeit, Mitgefühl
Risiko: ja/nein	Höherer Lebenssinn (Selbst-Transzendenz)

entlassen. Der eine interpretiert dieses Ereignis als persönliche Niederlage, sieht keine Hoffnung für die Zukunft und zieht sich aus dem Leben zurück. Der zweite sieht ein, dass der Produktionszweig, in dem er über dreißig Jahre gearbeitet hat, leider keine Zukunftschancen hat. Er betrachtet seine Entlassung als Gelegenheit für einen Neubeginn. Er besucht Weiterbildungskurse in Geschäftsführung und gründet eine Privatfirma, die sich auf kleine Haushaltreparaturen spezialisiert, und hat damit Erfolg. Das Temperament bleibt durchs Leben in seinen Grundzügen bestehen. Je nach Temperament wird eine Person vorwiegend dazu neigen, das Positive oder das Negative in einer Situation zu sehen. Das Glas wird als «halb voll» oder eben als «halb leer» wahrgenommen. Die Person reagiert schnell auf neue Situationen oder wartet erst einmal vorsichtig ab. Temperamentsäußerungen zeigen sich zum Beispiel in der Tendenz, Risiken zu suchen oder ihnen lieber aus dem Wege zu gehen. Wie groß oder klein ist das Bedürfnis nach Zuwendung, oder mit wie viel Ausdauer wird ein Ziel verfolgt? Eine Studie über Ausdauer ist ein Beispiel von den neuen Untersuchungen von Temperamentseigenschaften. Je intensiver und feiner die Vernetzung von Hirnrinde und *nucleus accumbens*, desto mehr Ausdauer zeigt ein Mensch. Der *nucleus accumbens* ist eine Hirnstruktur, die eine Rolle in der Empfindung von Befriedigung spielt. Es ist aber nicht auszuschließen, dass die andauernde, intensive Bearbeitung eines Problems dieses Netzwerk zusätzlich verstärkt.

Wichtige Aspekte des Charakters entfalten sich im Erwachsenenalter weiter (**Abb. 18** auf S. 62). (Die Studien wurden bis jetzt nur bei Menschen bis 55 Jahre durchgeführt.) Zwischen 22 und 55 Jahren werden Zielsetzungen klarer definiert und konsequenter verfolgt (Kongruenz).

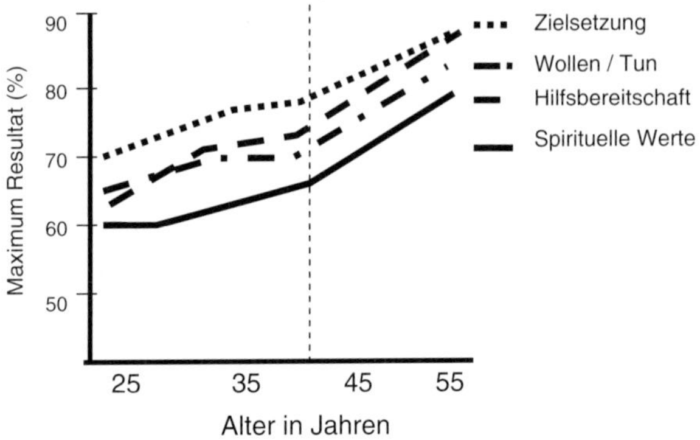

Abbildung 18: *Charakterentwicklung 22 bis 55 Jahre.* Die vier Linien zeigen verschiedene Charaktereigenschaften, die sich im Erwachsenenalter entwickeln. (nach C. R. Cloninger, 1993)

Innere Bilder und Überzeugungen decken sich vermehrt mit der eigenen Lebensführung. Ältere Menschen tun häufiger das, was sie für richtig halten. Mitgefühl und Hilfsbereitschaft nehmen zu. Spirituelle Werte erlangen nach 35 Jahren eine größere Bedeutung. Interessanterweise zeigen die gleichen Studien, dass Menschen in der Zeitspanne zwischen 40 und 50 Jahren vermehrte Zweifel an ihren Prinzipien und an sich selber melden («Midlife-Krise»). Diese Selbstzweifel werden allerdings in den folgenden Jahren überwunden.

Persönlichkeit und Lebensqualität

Cloninger hat die Zusammenhänge zwischen Persönlichkeitseigenschaften und Wohlbefinden studiert. Menschen, die die höchsten Werte für alle drei Charakterdimensionen (Initiative, Hilfsbereitschaft, Selbst-Transzendenz) zeigten, bildeten die Gruppe mit der größten Wahrscheinlichkeit, sich als «glücklich» zu bezeichnen. Ein Drittel der Personen mit tiefen Werten in Bezug auf Initiative zeigten Symptome einer Depression. Wenn Menschen in dieser Gruppe auch für Hilfsbereitschaft und für Selbst-Transzendenz tiefe Resultate zeigten, haben nur 5% von ihnen sich als «glücklich» bezeichnet.

Die Untersuchungen haben aber auch gezeigt, dass die drei Charaktereigenschaften «geübt» werden können und dass die daraus resultierenden Veränderungen von Einstellungen und Verhaltensweisen die Lebensqualität signifikant verbessern können. Wichtig ist ein optimales Gleichgewicht zwischen den drei Hauptgebieten. Zum therapeutischen Programm für Personen mit erhöhtem Depressionsrisiko gehört die Erarbeitung von Strategien, um Probleme zu lösen, damit die Teilnehmer Selbstvertrauen entwickeln. Dazu lernen sie, positive und negative Gefühle zu erkennen und beachten und lernen Strategien, um positive Emotionen zu fördern. Die Erweiterung der Perspektiven auf allgemeine Lebensfragen oder auf spirituelle Werte ist ein wichtiger Bestandteil des therapeutischen Programms. Dies vermindert das Risiko eines Rückfalls und fördert ein positives Lebensgefühl.

Kapitel 3

Übliches Altern: Was nimmt zu? Was nimmt ab?

Nach dem Abendessen legt sich Julia einen gestrickten Wollschal über die Knie, damit das Rheuma nicht wieder stärker wird. In letzter Zeit hat sie Mühe mit dem Gehör. Einen Gang zur Hörmittelzentrale darf sie wohl nicht mehr lange aufschieben. Mit diesen normalen Alterserscheinungen kann sie aber gut umgehen. Es stört sie mehr, dass sie immer öfter Dinge vergisst: Wo sie den Schlüssel hingelegt hat, was sie in der Küche gerade suchen wollte ... Dann fragt sie sich ganz im Geheimen, ob das wohl der Anfang der Alzheimer-Krankheit sei. Bei ihrer 75-jährigen Schwester Erika, die im Pflegeheim lebt, begannen die Symptome vor ungefähr zehn Jahren. Umgekehrt hat sie als Vorbild ihre Mutter, die in wenigen Tagen 95 Jahre alt wird und behauptet, sie würde dereinst das Alter von Jeanne Calment erreichen ...

Lebenserwartung und Lebensspanne

Die Französin Jeanne Calment wurde 1995 berühmt, als sie als älteste dokumentierte Erdenbürgerin ins Guinness-Buch der Rekorde eingetragen wurde. Sie war damals 120 Jahre alt. Jeanne Calment, die im Alter von 122 Jahren gestorben ist, hat wahrscheinlich die Grenze der biologischen Lebensspanne erreicht. Diese ist weit höher als die Lebenserwartung, die

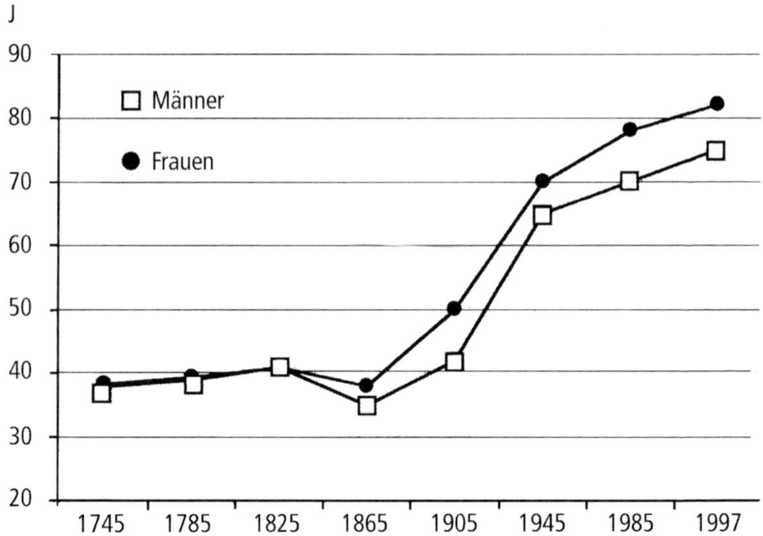

Abbildung 19: *Zunahme der Lebenserwartung in Europa nach 1865*

der durchschnittlichen Lebensdauer entspricht. Ein Jahrhundert lang leben war noch vor 50 Jahren ein Wunsch, der kaum je in Erfüllung ging. Heute sind Gratulationen am Radio für über 100-Jährige keine Seltenheit mehr, und bereits steht eine Auswahl von Gratulationskarten zum 100. Geburtstag in den Papeterien zur Verfügung.

Lag die Lebenserwartung bis Mitte des 19. Jahrhunderts immer ungefähr bei 40 Jahren, stieg sie danach sprunghaft an. In welchem Maß die Lebenserwartung in Europa seit 1865 gestiegen ist, zeigt **Abbildung 19**. Im Jahr 2007 lag die durchschnittliche Lebenserwartung bei der Geburt für Mädchen bei 82,1 Jahre, für Männer 76,6.

Noch zu Beginn des letzten Jahrhunderts war die Säuglingssterblichkeit hoch, Mütter starben an Kindbettfieber. Die Umweltbedingungen waren katastrophal. Zu Beginn der Industrialisierung verursachten Schwermetallvergiftungen und Mangelernährung ernsthafte gesundheitliche Schäden. Ratten und verseuchte Wasserleitungen übertrugen die verschiedensten Krankheiten. Erst die Verbesserung der hygienischen Lebensbedingungen und die Fortschritte in der Medizin führten zur ständig steigenden Lebenserwartung.

In Bezug auf Lebenserwartung wird zwischen Lebenserwartung bei der Geburt und Lebenserwartung nach einer bestimmten Anzahl zurückgelegter Jahre unterschieden. So haben sich zwischen 1880 und 2000 die verbleibenden Lebensjahre nach dem Alter von 65 Jahren verdoppelt – von 10 auf 20 Jahre! Diese verlängerte Lebensperspektive öffnet neue Möglichkeiten, das Leben positiv zu gestalten.

Mit der steigenden Lebenserwartung einerseits und dem Geburtenrückgang andererseits verändert sich auch der Anteil der Altersgruppen an der Gesamtbevölkerung: Der Anteil der Betagten wird ständig größer, während derjenige der Kinder und Jugendlichen abnimmt. Von allen Menschen, die jemals über 65 Jahre alt wurden, lebt die Hälfte heute. Der weitaus am schnellsten wachsende Anteil der Bevölkerung sind die Menschen über 100 Jahre. Altersforscher bezeichnen jetzt das Alter von 60 bis 80 Jahren als «junges Alter», 80 bis 100 als «hohes Alter» und mehr als 100 Jahre als «sehr hohes Alter». Doch gibt es Anzeichen dafür, dass die obere Grenze des Jung-Alters schon auf 85 Jahre heraufgesetzt wird.

Lebensqualität im Alter

Das Ziel der Altersforschung ist nicht in erster Linie die Verlängerung der Lebenserwartung, sondern die Verbesserung der Lebensqualität. Es wird oft angenommen, dass die Verlängerung der Lebenserwartung nur auf Kosten der Lebensqualität im hohen Alter erfolgt, dass sie eine Verlängerung einer Leidenszeit bedeutet. Dies ist nicht der Fall. Heute ist die Mehrheit der Senioren und Seniorinnen in den Industrieländern gesünder und mobiler als Gleichaltrige in der ersten Hälfte des 20. Jahrhunderts. Vier Fünftel der über 80-Jährigen leben heute in den eigenen vier Wänden, allerdings häufig unterstützt durch Familie und ambulante Dienste. In den letzten Jahren ist ein markanter Rückgang der chronischen Behinderungen festzustellen. Während 1982 25 % aller über 65-Jährigen als chronisch behindert galten, waren es 1994 20 %.

Das Vorhandensein von körperlichen Problemen heißt nicht, dass die Menschen unbedingt auch subjektiv darunter leiden. Zwar haben zwei Drittel aller Betagten Herz-Kreislauf-Beschwerden, doch nur ein Viertel dieser Personen geben an, auch subjektiv darunter zu leiden. Ähnliches gilt für Gelenkabnützungen: Bei zwei Drittel aller Betagten werden Gelenkabnützungen festgestellt, aber nur ein Drittel beklagt sich deswegen.

1979 haben 78 % der damals 90-Jährigen ihre Gesundheit als gut eingestuft. Fünfzehn Jahre später, 1994, waren es bereits 86 %. Wichtig ist zu beachten, dass die beiden befragten Gruppen auf Grund ihres Geburtsjahres die ersten fünfzehn Lebensjahre in einem unterschiedlichen historischen und gesellschaftlichen Umfeld verbracht haben.

In Bezug auf psychisches Wohlbefinden hat eine Gesundheitsbefragung der 1990er Jahre ergeben, dass zwischen 50 und 60 % der Menschen über 75 Jahren in der Schweiz sich sehr wohl fühlen. Die Zahlen steigen mit Ausbildung und Einkommen und sind etwas höher für Männer als für Frauen.

Der multidisziplinäre Ansatz der Berliner Altersstudie (BASE) ermöglicht es, Wohlbefinden aus medizinischer, psychologischer und sozialer Sicht zu erfassen. Die umfangreichen Resultate sind im Akademie Verlag 1996 publiziert worden. Herausgeber sind K. U. Mayer und P. B. Baltes. Die Tatsache, dass im üblichen Alter die Mehrzahl der Menschen sich gut fühlt, deutet darauf hin, dass sie über wirksame Ressourcen verfügen, um Lebensprobleme aktiv anzugehen.

Körperliche und psychologische Veränderungen: eine Tatsache

Niemandem in Julia Neukomms Familie fällt es leicht, älter zu werden. Auch ihre 95-jährige Mutter Elisabeth Brand freut sich, wenn sie jünger geschätzt wird. Ihr Hörgerät und die Zahnprothese hat sie schließlich akzeptiert, und sie kann jetzt gut damit umgehen. Julia hat nach langem Zögern beschlossen, einen Hörtest zu machen. Sie macht sich auch Gedanken, weil sie in letzter Zeit manchmal Mühe hatte, sich an einen Namen zu erinnern. Die Männer in der Familie kämpfen gegen Bauchansatz, Haarausfall und nachlassende Manneskraft. Max kann nicht mehr mit den Kollegen vom Büro Fußball spielen, weil er in letzter Zeit schnell außer Atem gerät.

Wir leben in einer Gesellschaft, die Jugendlichkeit, gutes Aussehen und Schnelligkeit mit hohen Leistungen verbindet und als Garanten von Erfolg und einem erfüllten Leben sieht. Doch lässt sich das Alter nicht aufschieben. Nichts hindert den Körper daran, älter zu werden und schließlich zu sterben. Wo ein Leben lang Schönheit und Erfolg den Lebensinhalt bildeten, wird es schwierig, zu Falten und einer geruhsameren Lebensweise zu stehen. Körperliche und geistige Veränderungen begleiten uns aber das ganze Leben hindurch. Wir müssen jedoch zwischen üblichem, krankhaftem und gestaltetem Altern unterscheiden. Wir werden in diesem Kapitel die körperlichen und geistigen Veränderungen erläutern, die bei den meisten Menschen im Alter auftreten. Wer sie kennt, kann besser damit umgehen. Was konkret gegen die körperlichen und psychischen Konsequenzen der üblichen Veränderungen unternommen werden kann, wird im Kapitel «Das Altern gestalten» besprochen.

Körperliche Veränderungen

Der Körper: Der Blick in den Spiegel oder der Versuch, ein beliebtes, altes Kleidungsstück anzuziehen, verrät die offensichtlichste körperliche Veränderung. Die Form ist anders. Frauen werden nach der Menopause wegen des Knochenabbaus kleiner. Das Körpergewicht von Männern und Frauen nimmt zwischen 20 und 50 Jahren zu, weil Fett angesetzt wird. Bei Männern sammelt sich das Fett um die Taille, bei Frauen um die Hüften. Im Alter verbrennt man weniger Kalorien als früher. Es kommt hinzu, dass man sich oft auch weniger bewegt. Beide Tendenzen führen dazu, dass mehr Fett angesetzt wird. Mit zunehmendem Alter hat der Körper mehr Mühe, Zucker zu verarbeiten. Beim übermäßigen Konsum von zuckerhaltigen Speisen, vor allem bei einer genetischen Veranlagung, besteht ein erhöhtes Risiko für Diabetes. Nach Mitte 50 kann das Körpergewicht leicht wieder abnehmen, leider nicht weil man weniger Fett ansetzt, sondern weil sich zu dieser Zeit die Muskel- und Knochenmasse vermindert.

Mobilität: Die Abnahme der Muskelmasse und der Knochenstärke, aber auch Abbauprozesse in den Gelenken können das Gehen erschweren und viele Bewegungen mühsam machen. Da gleichzeitig das Gleichgewichtsgefühl nicht mehr so zuverlässig ist, steigt zudem die Gefahr von Unfällen und Knochenbrüchen. Die allgemeine Abnahme der Mobilität scheint ein Preis zu sein für die starke Verlängerung der Lebenserwartung. Ein wichtiges Ziel ist, die Mobilität so gut und so lange wie möglich zu erhalten, denn es ist eine wichtige Voraussetzung für ein selbstständiges Leben.

Kreislauf: Die Herzleistung von 70-Jährigen ist rund 30 % niedriger als bei 40-Jährigen. Die Folgen davon sind raschere Ermüdbarkeit und eine erhöhte Sensibilität gegen Kälte. Das Gehirn wird vermindert durchblutet, was einen Einfluss auf die Schnelligkeit der Denkprozesse haben kann. Bei sportlich Trainierten ist diese Abnahme der Kreislauffunktionen bedeutend geringer. Interessant ist, dass Marathonläufer zwischen 20–49 Jahren im Durchschnitt ihre gleiche Laufzeit zeigen. Zwischen 50–70 Jahren verlängert sich ihre Laufzeit lediglich um 5–9%.

Blutdruck: Der Blutdruck hat eine Tendenz, mit dem Alter zu steigen. Da dieser Anstieg kaum zu merken ist, ist eine regelmäßige Kontrolle unerlässlich. Empfohlene Werte sind eine obere Zahl (systolisch) von unter 140 mm Hg und eine untere Zahl (diastolisch) von unter 90 mm Hg.

Lunge: Die Atmungskapazität nimmt im Alter ab, zum Teil bedingt durch eine verminderte Beweglichkeit des Brustkorbes, die die Atembewegungen einengt. Die Organe werden mit weniger Sauerstoff versorgt, was ihre Leistung beeinträchtigt.

Immunsystem: Das Immunsystem funktioniert weniger effizient. Die Widerstandskraft gegen Infektionen und Krebs wird vermindert.

Niere und Blase: Die Nierenfunktion beginnt nach dem 20. Altersjahr abzunehmen. Bei der Einnahme von Medikamenten muss diese Tatsache berücksichtigt werden. Urin kann in der Blase zurückgehalten werden, was zu Infektionen führen kann. Nach 60 Jahren kann es bei 19 % der Frauen und bei 18 % Männern zu Urin-Inkontinenz kommen.

Sehen: Die Sehkraft nimmt zwischen 40 und 50 Jahren ab. Die Linse verfärbt sich und wird zunehmend undurchsichtig, was im Extremfall zum so genannten «grauen Star» führen kann. Es wird schwieriger, zwischen den Farben grün, blau und violett zu unterscheiden. Die Bilder, die der berühmte französische Maler Claude Monet im Alter gemalt hat, zeigen dieses Phänomen. Nach der Staroperation des einen Auges malte er das gleiche Sujet zweimal, einmal mit dem operierten Auge und einmal mit dem nicht operierten Auge. Mit dem nicht operierten Auge sah er die Gartenlandschaft in rötlichen Farben. Mit dem operierten Auge sah und malte er das gleiche Motiv in den natürlichen Grün- und Blautönen.

Die Sehschärfe nimmt besonders bei der Dämmerung und in der Nacht ab. Die Augen benötigen bedeutend mehr Zeit, sich an die Dunkelheit zu gewöhnen. Gleichzeitig verlangsamt sich die Reaktion auf einen plötzlichen Lichteinfall. Ältere Menschen fühlen sich schneller geblendet. Auch das allgemeine Lichtbedürfnis steigt an. Die 60-Watt-Glühbirne ist nicht mehr genügend, um die Zeitung zu lesen, und die Räume kommen einem düster vor.

Hören: Ein im Jahre 2000 durchgeführter Hörtest an 127 Abgeordneten des Deutschen Bundestags ergab, dass bei 42 % der Politiker das Hörvermögen von leicht bis schwer herabgesetzt war. Ein Viertel der über 65-jährigen Menschen zeigt einen Hörverlust. Bei den über 75-Jährigen sind es drei Viertel. Dies bedeutet, dass sehr viel Information verlorengeht oder falsch verstanden wird. Mögliche Konsequenzen sind Unsicherheit und Misstrauen. Nach 40 Jahren nimmt speziell bei Männern das Hören von hohen Tönen ab, was es manchmal schwerer macht, den Worten einer Frau zu folgen. Bei Frauen hingegen nimmt das Hören der tiefen Töne ab; sie haben also mehr Mühe, die Worte der Männer wahrzunehmen.

Auch die Fähigkeit, Töne scharf zu trennen, ist herabgesunken. Dies ist besonders störend, weil die Medienwelt nach dem Motto «Zeit ist Geld» arbeitet. Wenn am Radio oder im Fernsehen die Nachrichten zu schnell vorgetragen werden, wird es schwieriger, die ganzen Sätze zu verstehen.

Männer haben manchmal mehr Mühe als Frauen, ihre Schwerhörigkeit zu akzeptieren und etwas dagegen zu unternehmen. Dies ist aber äußerst wichtig, da wesentliche Informationen und wertvolle menschliche Kontakte sonst verloren gehen.

Die Abnahme der Seh- und Hörfunktionen kann, muss aber nicht unbedingt zu bedeutsamen Behinderungen führen. 84 % der über 85-Jährigen, die zu Hause leben, können eine Zeitung mit Hilfe der Brille lesen, 71 % können einem Gespräch ohne Hörgerät folgen.

Schmecken und Riechen: Mangelernährung – in qualitativer oder in quantitativer Hinsicht – schwächt den Körper und macht ihn anfällig für allerlei Krankheiten. Dazu kommt noch, dass das Gehirn viel Energie für seine Arbeit braucht. Leider nehmen Geruchs- und Geschmacksempfindungen zwischen 65 und 80 Jahren allmählich um 50 % ab, und das Essen wird langweilig. Nach 80 Jahren findet der Verlust noch rapider statt. Es besteht die Gefahr von Unterernährung, weil die Menschen immer weniger essen. Weil das Durstgefühl oft abnimmt, nehmen ältere Menschen häufig nicht genug Flüssigkeit ein.

Tasten: Wie Sehen, Hören und Geschmacksempfinden nimmt auch die Präzision des Tastsinns mit dem Alter ab. Dies kann zu Unsicherheiten beim Gehen oder beim Erhalten des Gleichgewichts führen, weil die Tastrezeptoren an den Fußsohlen weniger empfindlich sind. Es wird schwieriger, mit schöner Schrift zu schreiben oder kleine Objekte zu manipulieren. Ein Grund dafür ist die Abnahme von Myelin, der Isolierschicht um die Nerven. Leider wird Myelin in vielen Teilen des Nervensystems im Alter abgebaut. Es gibt aber ein anderes Tastsystem, das auf großflächige Berührungen reagiert und über Nervenbahnen funktioniert, die nicht myelinisiert sind. Dieses System bleibt weitgehend intakt. Massage und sanftes Streicheln können weiterhin als wohltuend und beruhigend empfunden werden.

Schlaf: Mit dem Alter treten oft Schlafstörungen auf. Das Einschlafen dauert länger, häufigere Perioden von Aufwachen unterbrechen den Schlaf, und man wacht früher auf als in jüngeren Jahren. Ältere Menschen brauchen allerdings auch weniger Schlaf als Jugendliche. Die Schlafdauer vermindert sich von 8 auf 6 Stunden, wobei es in Bezug auf das Schlafbedürfnis große individuelle Unterschiede gibt.

Schneller ermüdet im Alter: Es ist eine Tatsache, dass die Arbeiten, die man früher gemacht hat, mehr Zeit brauchen und mehr Energie. Wohl kommt man für kurze Zeit mit der üblichen Energie für gewohnte Tätigkeiten aus, wie Schwimmen oder Tennis. Doch gegen Abend ist man zu müde zum Lesen oder für gesellschaftliche Anlässe.

Hormone: Im Verlaufe der Lebenszeit nimmt die Hormonproduktion im Allgemeinen ab. Das Wachstumshormon, das Fettabbau und Muskelwachstum fördert, die Haut glättet und Knochen stärkt, beginnt schon während der Adoleszenz abzunehmen. Etwa zur gleichen Zeit sinkt die Produktion von Melatonin, das den Schlaf reguliert.

Testosteron, das den Sexualtrieb reguliert, beginnt nach 25 Jahren abzunehmen. Im Gegensatz zum allmählichen Abfall des männlichen Geschlechtshormons sinkt bei Frauen der Östrogenspiegel während der Menopause nach 45 Jahren rapid ab.

Die Verminderung des Östrogens erhöht das Risiko für Osteoporose. Es bestehen Hinweise, dass Östrogen die Neurotransmitter Serotonin und Dopamin stabilisiert. Die Destabilisierung dieser Neurotransmitter könnte das Risiko für depressive Verstimmungen erhöhen.

Geschlechtshormone haben einen Effekt auf Krankheiten und die Wirkung von Medikamenten, eine Tatsache, die unbedingt berücksichtigt werden muss. Ein Zeichen, dass diese Fragen von der medizinischen Fachwelt ernst genommen werden, ist die Durchführung eines Weltkongresses im Frühling 2001 zur psychischen Gesundheit der Frau.

Menopause: Die Menopause bei Frauen ist im Allgemeinen zwischen 50 und 55 Jahren abgeschlossen. Häufig vergisst man, dass die Menopause nicht mit der letzten Periode gleichzusetzen ist, sondern ein Prozess, der sich über einige Jahre erstreckt. Viele Frauen erleiden Hitzewallungen und Gemütsschwankungen. Östrogenmangel kann auch Gedächtnisfunktionen negativ beeinflussen.

Die Auswirkungen der Menopause können sehr verschieden sein. Übergewichtige sowie Raucherinnen und Frauen ohne genügend körperliche Bewegung leiden am meisten darunter. Unabhängig von diesen Faktoren bestehen erhebliche Unterschiede zwischen den verschiedenen ethnischen Gruppen. Am wenigsten Probleme mit der Hormonumstellung haben Frauen japanischer und chinesischer Abstammung; sie beklagen sich bedeutend weniger über Wallungen und Gemütsschwankungen. Europäische Frauen führen häufig Schlafprobleme an. Die Ursachen für diese ethnischen Unterschiede sind unbekannt. Wahrscheinlich spielen kulturelle Faktoren eine bedeutende Rolle.

Die so genannte Andropause bei Männern verläuft langsamer und weniger dramatisch als bei Frauen, kann aber mit starken Stimmungswechseln verbunden sein.

Sexualität: Die Verminderung von Östrogen und Progesteron nach der Menopause führt auch zu Veränderungen in den Schleimhäuten der Vagina. Obwohl es bei Männern keine so deutlichen Veränderungen wie bei Frauen gibt, nimmt bei ihnen die Testosteronbildung langsam ab, und die Prostata wird vergrößert. Es gibt Erektionsprobleme. Sexualität kann aber von Männern und Frauen bis ins hohe Alter genossen werden.

Psychologische Veränderungen

Das Alter bringt auch psychische Veränderungen mit sich, vor denen viele ältere Menschen sich fürchten. Das Wissen um diese Veränderungen, aber auch um die Prozesse, die unverändert bleiben, hilft, Ängste abzubauen und aktive Maßnahmen zu ergreifen. Im Kapitel «Das Altern gestalten» diskutieren wir praktische Anregungen dazu.

Informationen verarbeiten, Erfahrungen einbeziehen

Viele Menschen sind überzeugt, dass es im Alter nur noch bergab geht. Zahlreiche Studien wurden zur objektiven Erfassung der Veränderungen der geistigen Leistungen durchgeführt. Zusammen liefern sie ein sehr differenziertes Bild. Es bestehen zwei Haupttypen solcher Untersuchungen, Querschnitt- und Längsschnittstudien. Die so genannte «Querschnittsstudie» vergleicht Menschen verschiedenen Alters zu einem bestimmten Zeitpunkt.

Im Jahr 2001 verglich man beispielsweise drei Altersgruppen: 20 bis 25 Jahre, 40 bis 45 Jahre, und 80 bis 85 Jahre. Hier sind Unterschiede zwischen den verschiedenen Altersgruppen nicht dem Alter allein zuzuschreiben. Wir müssen berücksichtigen, dass die Menschen in den drei Gruppen zu verschiedenen Zeiten geboren wurden und dass sie unter anderen Bedingungen aufwuchsen in Bezug auf Ernährung, Gesundheitsvorsorge, Familienleben, Schule und Gesellschaft.

Im Gegensatz dazu vergleichen Längsschnittstudien die Leistungen von einzelnen Menschen im Verlauf ihrer Lebensspanne. Groß angelegte Längsschnittstudien haben gezeigt, dass im Allgemeinen gewisse kognitive Leistungen nach etwa 60 Jahren abnehmen. Darunter fallen Wortbedeutung, räumliche Orientierung, Problem-Lösen, Zahlenoperationen und Wortflüssigkeit. Doch kann ein gezieltes Training diese Abnahme teilweise rückgängig machen.

Die Kombination von Querschnitt- und Längsschnittstudien liefert wichtige Hinweise auf historische und persönliche Veränderungen. Eine Untersuchung verglich Menschen, die vor 1924 geboren wurden, mit

Menschen, die nach 1924 geboren wurden. Verglichen mit der älteren Gruppe zeigte die Gruppe der nach 1924 Geborenen bessere Leistungen in Schlussfolgerungen, aber eine Abnahme in Bezug auf Rechnen und Wortflüssigkeit. Diese Unterschiede könnten auf Veränderungen im Schulunterricht zurückzuführen sein.

Bei Eignungstests müssen Manager heute beweisen, dass sie auch unter hohem Zeitdruck effizient arbeiten können. Ältere Menschen sind bei solchen Tests benachteiligt. Doch für viele Entscheidungen ist nicht nur die Geschwindigkeit, sondern ebenso eine umfassende Beurteilung wichtig, was mehr Zeit verlangt – eine Tatsache, die für eine sich ergänzende Zusammenarbeit von jungen und älteren Mitarbeitern spricht.

Die Geschwindigkeit der Informationsverarbeitung nimmt mit dem Alter ab, ein großer Nachteil in unserer modernen Welt. Hohe Geschwindigkeiten im Verkehr, schnelles Sprechen und schnelle Bildfolgen am Fernsehen können ältere Menschen verunsichern. Man darf aber nicht vergessen, dass zwischen 20 und 80 Jahren wichtige geistige Leistungen auch zunehmen, zum Beispiel die Begriffsbildung, das allgemeine Verständnis, logisches Denken, Menschenkenntnisse und kulturelle Erfahrungen. Wenn sie weiterhin gepflegt werden, nehmen Sprachfähigkeiten zu **(Abb. 20)**.

Sprachfähigkeiten nehmen im Alter zu

Die Tatsache, dass das Sprachverständnis im Alter gut erhalten bleibt, gibt einen Hinweis darauf, wie Sprache im Alter mit Erfolg eingesetzt werden kann. Eindrücke, die mittels Sprache gespeichert worden sind, bleiben länger im Gedächtnis, als wenn sie nur «erlebt» wurden. Ein großer Wortschatz mit einer Vielfalt von Begriffen vergrößert die Möglichkeiten, Erlebnisse aktiv zu verarbeiten und sie anderen Menschen mitzuteilen, was das Gedächtnis weiter unterstützt. Untersuchungen haben gezeigt, dass mit zunehmendem Alter Menschen eine zunehmend komplexere Sprache benutzen.

Ältere Menschen schneiden in Testsituationen besser ab, wenn die Verwendung von Sprache wichtig ist, als wenn nur motorische Reaktionsgeschwindigkeit verlangt wird. Sie sind aber benachteiligt, wenn ein Test schnelles Lesen verlangt. Ein interessantes Experiment hat gezeigt, dass ältere Menschen die besondere Fähigkeit haben können, sprachliche Informationen auf eine Weise zu vermitteln, die dem Auffas-

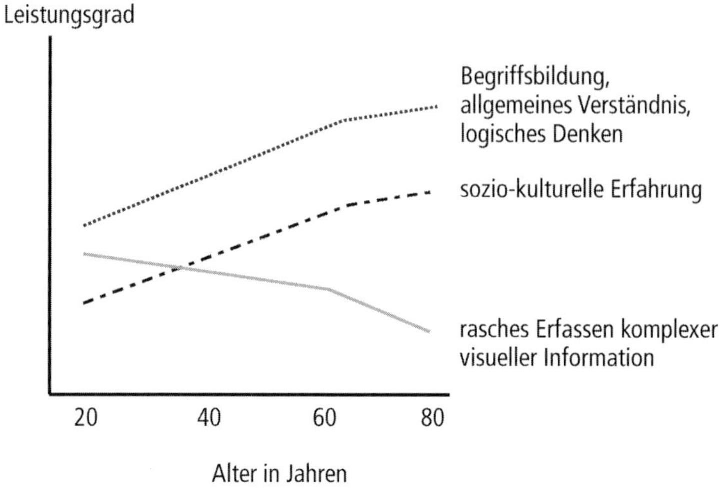

Abbildung 20: *Verlauf kognitiver Kompetenzen mit dem Alter*

sungsvermögen von Kindern entspricht. Ältere und jüngere Menschen lasen Kindern eine Märchengeschichte vor. Nach drei Wochen wurde getestet, an wie viele Einzelheiten die Kinder sich noch erinnern konnten. Sie konnten sich bedeutend mehr Einzelheiten merken, wenn ältere Personen die Geschichte vorgelesen hatten. In diesem Sinne wurde von einem «Großmuttereffekt» gesprochen.

Neuste Forschungsergebnisse bestätigen, dass Areale in der linken Hemisphäre, die wichtig für Sprachverständnis und -gebrauch sind, eine längere Reifungszeit haben als alle anderen Areale der Hirnrinde. Sie entwickeln sich schnell zwischen 7 und 60 Jahren und dann langsamer weiter bis mindestens 87 Jahre.

Erinnern und Vergessen

Wenn man ältere Menschen fragt, was sie am meisten im Alltag stört, ist die Antwort häufig: die Vergesslichkeit. Mit zunehmendem Alter finden tatsächlich Einbußen statt, doch sie sind großen individuellen Unterschieden unterworfen. Dies ist nicht immer aus Untersuchungsresultaten ersichtlich, da es sich dort meistens um Durchschnittswerte von ganzen Gruppen von Menschen handelt. Das Wissen um Gedächtnis-

Tabelle 4: Vergesslichkeit: Die häufigsten Ängste

Das Vergessen von Namen	83 %
Wo habe ich Sachen liegengelassen?	60 %
Telefonnummer im Buch nachgeschaut, und am Telefon vergessen	57 %
Wörter vergessen	53 %
Vergessen von dem, was einem schon gesagt wurde	49 %
Gesichter vergessen	42 %
Was wollte ich hier eigentlich machen?	41 %

probleme ergibt die Möglichkeit, die Probleme differenziert zu erfassen und damit eigene Strategien zu ihrer Bewältigung zu entwickeln.

Viele jüngere Menschen vergessen auch, wo sie ihre Sachen hingelegt haben oder was man ihnen kurz vorher gesagt hat. Vieles hängt davon ab, ob die Information mit genügender Konzentration wahrgenommen wurde. Am leichtesten vergisst man Handlungen, die man automatisch ausführt, zum Beispiel: «Habe ich das Bügeleisen wirklich abgestellt?» oder «Wo habe ich die Schlüssel hingelegt?» (**Tab. 4**). Hier kann es schon helfen, wenn man laut sagt: «Ich lege die Schlüssel in die Schublade.»

Um zu unterscheiden, ob die Vergesslichkeit einfach zum üblichen Altern gehört oder ob doch eine Abklärung angezeigt ist, hilft **Tabelle 5**.

Tabelle 5: Abklären oder nicht?

	Üblich	Abklären
Vergisst:	Unwichtiges	Wichtiges
Realisiert «Probleme»?	Ja	Nein
Kompensiert «Probleme»?	Ja	Nein
Weiss die Person, wo sie ist?	Ja	Nein
Werden unwahre Begebenheiten erzählt?	Nein	Ja
Ist der Alltag beeinträchtigt?	wenig	viel
Erinnerungsvermögen	mehr als 70 %	weniger als 70 %

Solange die Antworten in der Spalte «Üblich» bleiben, handelt es sich um die übliche Altersvergesslichkeit. Im Falle «Abklären» empfiehlt es sich, die Gründe für die Vergesslichkeit durch eine Fachperson abzuklären.

Sie können selber einen kleinen Test machen. Denken Sie an drei Wörter, die nichts miteinander zu tun haben, zum Beispiel: Ei, Krokodil, Bleistift. Jetzt versuchen Sie, nicht mehr an diese Wörter zu denken und sich mit irgendeiner Aktivität während fünf Minuten abzulenken. Erinnern Sie sich dann noch an die Wörter? Wenn nicht, probieren Sie es noch einmal. Wenn es immer noch nicht klappt, sprechen Sie mit Ihrem Arzt oder Ihrer Ärztin darüber. Medikamente, Schmerzen, Müdigkeit oder Stress sind mögliche Gründe für eine vorübergehende Leistungsverminderung.

Die Enkel können oft nur staunen über die historischen Tatsachen, die Großvater weiß, oder darüber, dass Großmutter die Verse, die sie in der Primarschule auswendig gelernt hat, fehlerfrei vorsagen kann. Menschen, die eine geistige Aktivität dauernd üben, die zum Beispiel Bridge spielen, Literatur diskutieren, Sternkunde betreiben, verlieren im Alter sehr wenig, wenn überhaupt etwas, von ihren Kenntnissen im spezifischen Bereich.

Vom üblichen Alterungsprozess sind nicht alle Gedächtnisinhalte gleich betroffen (**Tab. 6**). Die Fähigkeit, sich an die Einzelheiten eines bestimmten Erlebnisses zu erinnern (episodisches Gedächtnis), nimmt mit dem Alter ab. Haben wir uns letztes Jahr in Paris getroffen? Trug ich am Ball das blaue Kleid oder das grüne mit Spitzen? Solche Gedächtnislücken können zwar lästig sein, bedeuten jedoch grundsätzlich nicht Senilität. Die Fähigkeit, sich an eingeprägte Fakten zu erinnern (semantisches Gedächtnis), bleibt hingegen eher stabil. Stabil bleiben auch gelernte Fertigkeiten wie Stricken, Tippen, Rad oder Auto fahren. Eine

Tabelle 6: Gedächtnisinhalte

Details über Erlebnisse	eher labil
Wissen, Fakten	eher stabil
Fertigkeiten	stabil
Assoziieren («Priming»)	stabil
Objektwahrnehmung	eher labil
emotionale Erinnerungen	eher stabil

Person, die über längere Jahre ein Instrument gespielt hat, wird auch noch nach einem längeren Unterbruch mit etwas Übung ihre einmal gelernten Fähigkeiten wenigstens teilweise zurückerlangen.

Eine wichtige Gedächtnisfunktion ist das so genannte «priming». Ein Lied aus der Kindheit, eine vertraute Stimme, ein altes Schulfoto, kann als «Zündung» wirken und eine bestimmte Erinnerung wachrufen. Diese Form des Sich-Erinnerns nimmt mit dem Alter nur wenig ab und sollte im Alltag vermehrt eingesetzt werden.

Anfälliger im Alter ist die «Objektwahrnehmung». Man erinnert sich nicht mehr, ob das fremde Auto auf dem Parktplatz rot oder blau war. Erlebnisse mit hoher emotionaler Bedeutung werden gründlicher gespeichert als Ereignisse, die als langweilig empfunden oder gar nicht richtig zur Kenntnis genommen werden. So hat der erste Kuss eine bessere Chance, in Erinnerung zu bleiben, als das erste Ausfüllen des Steuerformulars.

Man darf nicht vergessen, dass Erinnerungen nicht als fest verpackte Pakete in Schubladen aufbewahrt werden. Das Gehirn bewahrt ihre einzelnen Bestandteile in verschiedenen Regionen auf, wo sie konstant umgelagert werden. Im Verlauf der Zeit führen neue Erinnerungen und Erfahrungen dazu, dass die alten Erinnerungen mit anderen Erlebnissen assoziiert werden und eine neue Bedeutung bekommen. Das Gehirn, das die Erinnerungen hervorruft, ist nicht mehr das gleiche Gehirn, das die Erinnerungen ursprünglich gespeichert hat.

Das Arbeitsgedächtnis – oder «Arbeiten mit Gedächtnis»

Das Arbeitsgedächtnis ist verantwortlich dafür, dass wir Informationen zum momentanen Gebrauch bereithalten können. Das Arbeitsgedächtnis ist notwendig, um einer Konversation zu folgen und eine Antwort bereit zu haben. Es kommt auch zum Einsatz, wenn wir uns daran erinnern müssen, eine Tätigkeit zum Abschluss zu führen, zum Beispiel den Herd nach dem Kochen abzustellen.

Um eine Erinnerung zu bilden, muss das Arbeitsgedächtnis genügend Zeit haben, um die Information verarbeiten zu können. Wenn die neuen Eindrücke zu schnell aufeinander folgen, kann es mit der Zeit nicht mehr mithalten, und Einzelheiten gehen verloren. Dies ist besonders dann der Fall, wenn Personen zu schnell reden oder wenn sich Bilder zu schnell abwechseln. Bereits nach dem 30. Lebensjahr beginnt das

Arbeitsgedächtnis abzunehmen. Eine Verminderung seiner Kapazität ist besonders spürbar, wenn man zwei Aufgaben auf einmal zu lösen hat. Untersuchungen haben gezeigt, dass der Leistungsabfall hauptsächlich die zweite und nicht die erste Aufgabe betrifft. Das Arbeitsgedächtnis kann durch geeignetes Training verbessert werden.

Erkennen und Abrufen: zwei verschiedene Prozesse

Oft sind Gedächtnisprobleme nicht auf Schwierigkeiten im Speicherprozess zurückzuführen, sondern auf das Hervorholen von gespeicherter Information. Erkennen und Abrufen sind zwei verschiedene Gedächtnisprozesse und sind unterschiedlich betroffen im Alter.

Ältere und jüngere Menschen wurden gebeten, sich eine Liste mit einfachen Wörtern aus dem Alltag einzuprägen. Einige Stunden später oder am nächsten Tag konnten sie ihr Gedächtnis in zwei verschiedenen Testsituationen testen. Im ersten Teil bekamen sie ein leeres Blatt Papier, auf das sie die Wörter aufschreiben sollten, die sie vorher gesehen hatten. Sie mussten also die Wörter direkt und frei aus dem Gedächtnis abrufen. In diesem Teil des Tests hatten die älteren Personen mehr Mühe als die jüngeren. Die Fähigkeit, Wörter frei aus dem Gedächtnis abzurufen, beginnt schon ab dem 20. Lebensjahr langsam abzunehmen. Gedächtnistraining kann aber hier helfen.

Im zweiten Teil des Experiments bekamen die Testpersonen eine Liste, die sowohl neue Wörter als auch die vorher gesehenen Wörter enthielt. Die Testpersonen mussten die Wörter einkreisen, die sie auf der ersten Liste schon gesehen hatten. Hier ging es also nicht um das Abrufen allein, sondern um das Erkennen der vorher gesehenen Wörter. Diese Fähigkeit nimmt bei älteren Menschen nur wenig ab. Nach den oft enttäuschenden Resultaten im Abrufungstest waren ihre Leistungen hier ermutigend und ein Hinweis darauf, dass das Erkennensgedächtnis im Alter vermehrt ausgenutzt werden sollte.

Leichte kognitive Beeinträchtigung (MCI)

Bei vielen älteren Menschen wird ein Zustand festgestellt, der zwar als Einschränkung der psychologischen Leistungen bezeichnet werden kann, jedoch nicht als Demenz. MCI (mild cognitive impairment) wird definiert als leichte Beeinträchtigung der geistigen Fähigkeiten, eine Einschränkung, die mehr ist als das, was für das entsprechende Alter und den erreichten Bildungsgrad als üblich gilt. MCI betrifft sowohl das Gedächtnis wie auch andere kognitive Leistungen, aber die Menschen sind trotzdem fähig, ihren Alltag selbständig zu bewältigen. Es lohnt sich, eine mögliche MCI durch Fachpersonen abzuklären, weil sonst Konfliktsituationen im Alltag und Minderwertigkeitsgefühle entstehen.

Zeichen von MCI sind ein herabgesetztes Arbeitsgedächtnis und ein gewisser Mangel an Flexibilität im Denken (Sturheit). Da sich die Personen mit MCI ihrer Probleme weniger bewusst sind, unternehmen sie oft wenig, um dafür zu kompensieren. Ihre Wahrnehmung von sozialen Signalen ist eingeschränkt; sie merken nicht, wenn Andere sich langweilen oder gar nicht zuhören, wenn sie ausschweifend reden. In schwierigen Situationen reagieren sie manchmal mit unpassenden Verhaltensweisen und verminderter Selbstkontrolle. Im Gegensatz zu Alzheimer-Patienten können aber Menschen mit einer MCI einen Auftrag sofort ausführen. Beide Gruppen haben jedoch Mühe, sich später an den Auftrag zu erinnern.

In vielen Fällen bleibt die MCI eine leichte kognitive Beeinträchtigung, deren Auswirkungen sich mit Training und verschiedenen Strategien vermindern lassen. Bei einigen Menschen findet jedoch eine Verschlechterung der Symptome statt. Neben psychologischen Tests können medizinische Abklärungen einen Hinweis auf eine mögliche beginnende Demenz geben. Ob eine MCI progressiv ist oder stabil bleibt, kann mittels einer speziellen EEG-Untersuchung festgestellt werden. Eine neue MRI-Technik steht in Entwicklung.

Wichtig ist auch hier, dass eine frühe Abklärung die Chancen erhöht, die geistigen Reserven auszuschöpfen und mit wirksamen Trainingsmethoden und dem eventuellen Einsatz von Medikamenten den negativen Verlauf der Symptome hinauszuzögern.

Eine Gruppe MCI-Patienten wurde mit einer Gruppe Menschen mit beginnenden Alzheimer-Symptomen verglichen. Beide Gruppen nahmen in einer Tagesklinik an einem Programm teil, das Selbstbewusstseins- und Entspannungstechniken, das Planen von Aktivitäten, Stressbewältigung, Gedächtnistraining und körperliche Aktivitäten umfasste. Nach vier Wochen zeigten die Personen mit MCI eine deutliche Verbesserung in ihrer Alltagsbewältigung, in ihrer allgemeinen Stimmungslage und im episodischen Gedächtnis. Die Alzheimer-Patienten dagegen zeigten nur leicht verbesserte Gedächtnisleistungen und keine Verbesserung in Bezug auf Alltagsbewältigung und Stimmung.

Die Neugierde bleibt – oder kann sogar noch zunehmen

> «Meine körperlichen Kräfte lassen mich im Stich. Meine Sinne, meine Fortbewegungsorgane, mein Gedächtnis werden schwächer... und dennoch hat mein Geist noch immer die Fähigkeit, sich weiterzuentwickeln, denn meine Neugierde ist lebhafter als je.» *George Bernhard Shaw, im Alter von 88 Jahren*

Neugierde lässt Kinder – und Erwachsene – ihre Welt entdecken. Mit dem folgenden Test wurde bewiesen, dass beim üblichen Altern die Neugierde nicht abnehmen muss. In der Annahme, dass gesunde Menschen ein ungewohntes Bild länger ansehen, weil es ihre Neugierde weckt, wurden Versuchspersonen im Alter von 42 und 71 Jahren bekannte und verzerrte, also ungewohnte, Bilder gezeigt (**Abb. 21**). Beide Altersgruppen schauten signifikant länger die ungewohnten Bilder an als die gewohnten und zeigten also das gleiche Maß an Aufmerksamkeit und Neugierde.

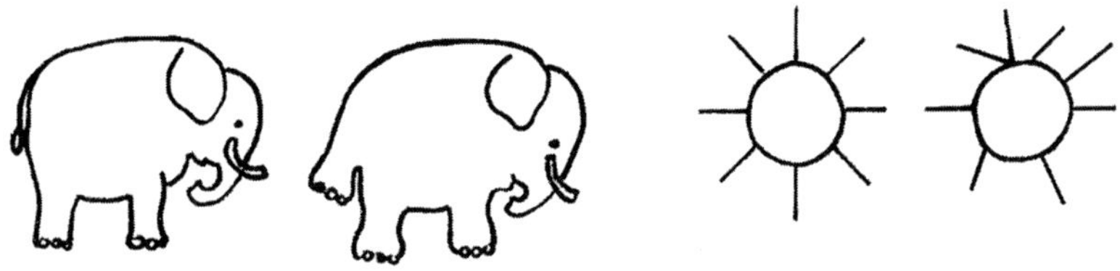

Abbildung 21: *Die ungewohnten Bilder wecken die Neugierde gesunder Menschen jeden Alters.*

Auch die Neugierde von Patienten mit MCI oder beginnender Alzheimer-Krankheit wird von diesen Bildern geweckt, vor allem, wenn deren Inhalt emotional ist. Die emotionale Verarbeitung bleibt besser erhalten als die kognitive Verarbeitung. Diese Erkenntnisse können mit Erfolg in der Vorbeugung und Therapie angewendet werden.

Die innere Uhr tickt anders

Als Kind denkt man oft, dass Weihnachten nie kommen wird oder dass das Schuljahr sich über eine Ewigkeit erstreckt. Unter älteren Menschen hört man dagegen oft die Klage, dass die Jahre allzu schnell verflossen sind. Das veränderte Zeitgefühl ist nicht nur auf Lebenserfahrungen zurückzuführen. Mit dem Alter ändert sich auch die innere Uhr. Eine Studie bestätigt diese Annahme.

Wenn 19- bis 24-Jährige, ohne eine Uhr zu sehen, abschätzen mussten, wann drei Minuten abgelaufen waren, konnten sie es recht genau angeben. Menschen im Alter von 60–70 Jahren hingegen schätzten dies erst nach 4 Minuten und waren erstaunt, dass die 3 Minuten schon «längst» vorbei waren. Die Zeit verlief für sie schneller. Ein möglicher Grund für ihr verändertes Zeitgefühl ist die verminderte Ausschüttung des Botenstoffes Dopamin, der einen Einfluss auf das Zeitempfinden hat. Nach dem 20. Altersjahr beginnt das Gehirn, weniger Dopamin zu produzieren. Die innere Uhr läuft langsamer, die Zeit scheint rascher zu vergehen. Es ist schon wieder Weihnachten!

Stress und Herausforderung

Alltagsaktivitäten nehmen mehr Zeit in Anspruch als früher, die Zeit vergeht schneller, Kraft, Beweglichkeit und Gleichgewichtsinn nehmen ab, und es wird schwieriger, zwei Aufgaben zur gleichen Zeit zu erledigen. Es wäre kein Wunder, wenn ältere Menschen sich über Stress beklagen würden.

Stress im biologischen Sinn bezieht sich auf körperliche Reaktionen auf eine schwere Aufgabe oder bedrohliche Situation. Für die Bewältigung einer solchen Situation muss der Körper Energiereserven und hohe Aufmerksamkeit mobilisieren. Dafür schüttet die Nebennierenrinde vermehrt Cortisol in die Blutbahn. Dauert die hohe Beanspruchung nicht zu lange, bremst Cortisol dann in einem Rückkopplungsprozess die weitere Mobilisierung von körperlichen Reserven. In diesem Fall spricht man von einer Herausforderung. Gehirn- und Körperfunktionen kehren zu ihrem Basiszustand zurück.

Stress wird schädlich, wenn die hohe Beanspruchung längere Zeit andauert, das Ende nicht voraussehbar ist und man sich zunehmend überfordert fühlt. Man findet keine Befriedigung mehr in der Bewältigung der Aufgabe. Das Cortisol-Feedback funktioniert nicht mehr, und die körperliche Belastung bleibt konstant. Man spricht von chronischem Stress. Es kommt zu Übermüdung, Nervosität, Aggressivität, Gedächtnisstörungen, depressiven Verstimmungen und zum Burn-out (Ausbrennen). Weitere Folgen können hoher Blutdruck, verminderte Infektionsabwehr und, bei entsprechender Veranlagung, Asthma sein. Chronischer Stress spielt eine Rolle bei der posttraumatischen Stresskrankheit, bei Depressionen, bei der Angstkrankheit und Schizophrenie. Er beeinflusst auch das Auftreten und den Verlauf von degenerativen Erkrankungen wie Demenz und der Parkinson-Krankheit.

Eine kurze Herausforderung, die irrtümlicherweise oft als Stress bezeichnet wird, können ältere und jüngere Menschen gleich gut bewältigen. In einer Studie wurden 60–76-jährige und 20–29-jährige Menschen zwei Situationen ausgesetzt, die als sozialer Stress empfunden werden. Sie mussten spontan vor einem fremden Publikum eine freie Rede halten und während einer Viertelstunde schwierige Rechenaufgaben im Kopf lösen. Bei den jüngeren wie auch bei den älteren Teilnehmern wurde Cortisol in gleich hohen Mengen ausgeschüttet, und Puls- und Atemfrequenz stiegen gleich hoch an.

Sich mit neuen Situationen zurechtfinden

Ältere Menschen werden häufig mit tiefgreifenden Veränderungen im Leben konfrontiert: Der Verlust von lieben Menschen, schwere Krankheiten, der Umzug aus dem vertrauten Heim, in dem man 30 Jahre gelebt hat, der Einzug in eine Altersresidenz oder Pflegeheim. Die Angst, die eigene Lebenssituation nicht mehr meistern zu können, kann zu Traurigkeit und depressiven Verstimmungen führen. Einige Sorgen von älteren Menschen sind in **Tabelle 7** «Schwerwiegende Sorgen im Alter» zusammengefasst.

Die Pensionierung bedeutet einen einschneidenden Schritt in eine neue Lebensphase. In einer Umfrage in Deutschland gaben 30 Prozent der Rentner an, dass ihre Arbeit der wichtigste Teil ihres Lebens war. Auch Mütter, die sich immer in den Dienst der Familie gestellt haben, kommen sich plötzlich nutzlos und abgeschoben vor, wenn die Kinder ausgeflogen sind.

Das Alter ist eine Zeit des Abschiednehmens. Es gilt, sich mit dem Verlust von lieben Menschen abzufinden, ein Prozess, der noch schwie-

Tabelle 7: Schwerwiegende Sorgen im Alter

Werde ich senil und eine Belastung für meine Angehörigen?
Werde ich pflegebedürftig?
Verliere ich meine Autonomie?
Werde ich vereinsamen?
Werde ich vermehrt verunfallen?
Werde ich beraubt?
Werde ich für andere sorgen müssen, und kann ich die Aufgabe erfüllen?
Wird es schwere Konflikte zwischen «Jungen» und «Alten» geben?
Angst vor schweren Erkrankungen und Tod

riger wird, wenn man allein ist und niemanden hat, der Anteil nimmt. Ältere Menschen suchen seltener spontan Hilfe auf als jüngere. Männer zögern eher als Frauen, Kontakte in ihrem Freundeskreis zu suchen und über ihre Sorgen und Ängste zu reden. Die Möglichkeit, mit anderen Menschen über eine verstorbene Person zu sprechen und gemeinsame Erlebnisse und Erinnerungen auszutauschen, kann über die Trauerzeit hinweghelfen. Sie fördert ein Gefühl der Kontinuität und bestätigt den unschätzbaren Wert, den die Beziehung zum Verstorbenen ausmachte.

Trotz Sorgen, Gebrechen und manchmal harten Schicksalsschlägen zeigen die meisten älteren Menschen die nötige Flexibilität und Kraft, um neue Wege in Angriff zu nehmen. Dies gelingt am besten, wenn die Person ein Wechsel im Lebenslauf als unvermeidbare Herausforderung annimmt und glaubt, sie bewältigen zu können. Die Bereitschaft, Hilfe zu suchen und Hilfsmittel einzusetzen, fördert das Durchhaltevermögen. Von großer Bedeutung sind Freunde und Familie, ein starker Glauben, Ziele, die man verwirklichen will. Bei manchen hilft der Wunsch, bis 100 Jahre zu leben, und die Ansicht, dass «das Alter» erst später beginnt. Die Berliner Altersstudie, eine multidisziplinäre Langzeituntersuchung von Menschen im Alter von 70–100 Jahren, hat gezeigt, dass die meisten Betagten und Hochbetagten ihre zunehmenden Behinderungen und Verluste erfolgreich verarbeiten. Die Menschen äußerten sich nicht unzufriedener mit der Gegenwart, Vergangenheit oder Zukunft als in früheren Jahren und fühlten sich im Allgemeinen wohl.

Im Alter denkt man nicht immer negativ – im Gegenteil

«Mach es wie die Sonnenuhr – Zähl' die schönen Stunden nur.»
Alter Kalenderspruch

Häufig wird angenommen, dass ältere Menschen mürrisch und unzufrieden sind. Dass dies nicht der Fall ist und dass sie im Gegenteil eine Tendenz zur positiven Auffassung ihrer Umwelt haben, wird von einigen Studien belegt. In einer Befragung zur Lebenszufriedenheit sank die Kurve zwischen 15 Jahren und dem mittleren Lebensalter; nach dem Alter von etwa 50 Jahren stieg sie bei Männern wie bei Frauen kontinuierlich bis 70 Jahre an.

Wenn Menschen ein emotionales Bild betrachten, wird die Amygdala stärker aktiviert als beim Betrachten von neutralen Bildern. Bei jüngeren Testpersonen wird die Amygdala etwa gleich stark von positiven und von negativen Bildern aktiviert. Bei älteren Personen hingegen wird die Amygdala stärker von den positiven Bildern aktiviert. Interessant ist es auch, dass jüngere Personen einen angstvollen Gesichtsausdruck besser erkennen als einen glücklichen. Bei älteren Menschen ist es umgekehrt: sie erkennen den glücklichen Ausdruck besser.

Die positive Einstellung älterer Menschen ist auch in ihren Schrifttexten ersichtlich. Der relative Anteil positiver und negativer Wörter wurde in Texten von Menschen im Alter von 8–14 Jahren, 15–24 Jahren, 25–39 Jahren, 40–54 Jahren, 55–69 Jahren und über 70 Jahren ausgerechnet. Nach dem Alter von 40 Jahren sank der Anteil negativer Wörter. Gleichzeitig nahm der Anteil positiver Wörter stark zu.

Untersuchungen der Gehirnaktivität mittels MRI zeigen eine mögliche Grundlage für die zunehmend positive Einstellung im Alter. Die Region, die negative Emotionen kontrolliert, wird mit zunehmendem Alter stärker aktiviert. Dies könnte ein positives Lebensgefühl fördern und eine Rolle spielen bei der Bewältigung von schwierigen Situationen im Älterwerden. Ältere Menschen erlangen ein besseres Gleichgewicht von positiven und negativen Emotionen und damit eine größere emotionale Stabilität.

Hirnveränderungen im üblichen Altern:

- Die Zahl der Neuronen nimmt zwischen 20 und 90 Jahren um etwa 10 % ab.

- Die Dendriten wachsen.
- Das Myelin wird reduziert.
- Die Synapsenzahl nimmt ab.
- Die Plastizität bleibt – wenn auch vermindert – *erhalten.*
- Bildung von Neuronen aus Stammzellen
- Zunahme von Lernneuronen

Im Gegensatz zu früheren Annahmen nimmt die Gesamtzahl der Nervenzellen bis ins Alter von 100 Jahren nur um etwa 10 % ab. Es bestehen heute sogar die ersten Hinweise, dass sich Neuronenvorstufen auch im Erwachsenenalter in bestimmten Hirnregionen zu reifen Neuronen entwickeln können. Dies könnte bei der lebenslangen Plastizität des Gehirns eine Rolle spielen und in der Zukunft für Therapien von Bedeutung sein.

Zwischen dem Alter von 4 Jahren und 76 Jahren nimmt eine Gruppe Neuronen zu, die eine große Rolle in Lernprozessen spielen. Ihre Anzahl bleibt dann im übrigen Alter konstant bis 91 Jahre. Diese Neuronen nehmen bei der Alzheimer-Krankheit ab.

Die Verästelungen der Nervenzellen, die Dendriten, die Kontakte mit anderen Neuronen herstellen, wachsen bis mindestens 70 Jahre **(Abb. 22)**. Diese Tatsache bedeutet, dass sich die Grundbausteine des Gehirns bis ins hohe Alter entwickeln können.

Einige Änderungen haben aber eine negative Auswirkung. Anzahl und Effizienz der Synapsen nehmen ab und damit die Übermittlungsgeschwindigkeit von Zelle zu Zelle. Dies beeinträchtigt das schnelle Erfassen und Verarbeiten von Informationen.

Das Myelin nimmt im Allgemeinen ab, was eine Verlangsamung der Nervenleitgeschwindigkeit bedeutet. Dies führt zu einer Verlangsamung von Reaktionen und Denkprozessen. Die Reduktion des Hirnvolumens wird hauptsächlich durch den Schwund von Myelin verursacht und nicht durch den Verlust von Nervenzellen. Neue Forschungsergebnisse zeigen, dass das Myelin in der vorderen Hirnrinde besonders empfindlich auf Alterungsprozesse reagiert. Ein Verlust von Myelin in dieser Hirnregion könnte zu einer Abnahme verschiedener kognitiver Leistungen führen, wie zum Beispiel episodisches Gedächtnis, Exekutivfunktion und Verarbeitungsgeschwindigkeit.

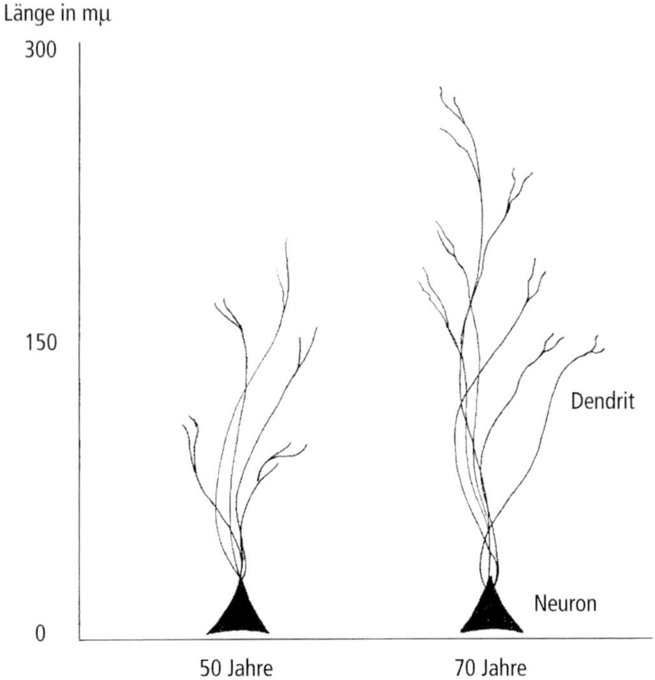

Abbildung 22: *Die Dendriten wachsen zwischen 50 und 70 Jahren weiter aus.*

Eine der wichtigsten Erkenntnisse der Hirnforschung der letzten Jahrzehnte ist die Feststellung, dass das Gehirn seine Plastizität behält, die die Grundlage für ein lebenslanges Lernen und Erleben ist. Beispiele dafür sind die Londoner Taxichauffeure und die Blindenschrift-Lernenden, die in Kapitel 2 erwähnt wurden.

Das konsequente Üben einer Tätigkeit regt das Dendritenwachstum an, und größere Gruppen von Netzwerken werden gebildet, die mehr Platz beanspruchen. Das aktivierte Hirnareal dehnt sich aus. Die Plastizität des Gehirns ermöglicht uns, unsere Hirnleistungen durch Training zu verbessern und bei Abbau oder Schädigungen des Gehirns natürliche Korrekturprozesse einzuleiten. Obwohl die strukturellen Änderungen nicht in so großem Maß wie in der Jugend stattfinden, behält das Gehirn grundsätzlich seine Fähigkeit, neue Verbindungen zu knüpfen.

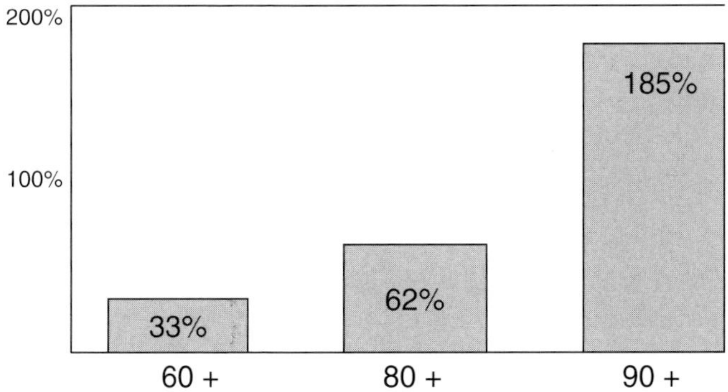

Abbildung 23: *Überproportionaler Zuwachs des hohen Alters*

Das hohe Alter

Abbildung 23 zeigt einen überproportionalen Zuwachs von über 90-jährigen Menschen in der Zeitspanne von 1995–2030. Das Statistische Bundesamt Deutschlands schätzt, dass es 2050 doppelt so viele alte Menschen wie junge geben wird. Dass solche Voraussagen vielerorts eine Panikreaktion auslösen, sehen wir in Schlagzeilen, die stark negative Ausdrücke wie «Überalterung» und «Vergreisung» enthalten. Mehr als je verlangt die Situation, die tatsächlich neu für die Menschheit ist, eine objektive Einschätzung ohne Angst und Vorurteile. Die steigende Zahl von Menschen im hohen Alter bedeutet zwar eine Herausforderung an die Gesellschaft, doch sind die demographischen Entwicklungen nicht durchwegs negativ.

Der Schweizer Soziologe François Höpflinger warnt vor einer Überschätzung der direkten Folgen einer Zunahme der Lebenserwartung und einer Vernachlässigung der komplexen indirekten Wechselwirkungen. Ein hoher Anteil älterer Menschen an der Gesamtbevölkerung kann als Zeichen von Fortschritt gesehen werden. Nur weil es so vielen Menschen so lange gut geht, steigt die Anzahl sehr alter Menschen.

Viele Menschen behaupten, dass sie auf keinen Fall 100 Jahre alt werden möchten. Was sie am meisten befürchten sind Gebrechlichkeit, geistigen Abbau und den Verlust der Selbständigkeit. Auf diesem Gebiet wird heute intensiv geforscht, und die Ergebnisse führen schon heute zu neuen Ansichten und praktischen Massnahmen, die Bedeutung im Alltag haben.

Erfreulich ist, dass die Zahl der pflegebedürftigen Menschen nicht im gleichen Mass zunimmt wie die Lebenserwartung. Eine Langzeitstudie, die 1990 in den USA publiziert wurde, zeigte eine beschleunigte prozentuale Abnahme der Behinderungen im Alter, auch für Menschen über 85. Die Zahl der pflegebedürftigen Menschen im hohen Alter hat zwar zugenommen (wegen der höheren Lebenserwartung), aber weniger schnell, als man annimmt. 65-jährige Frauen und Männer heute werden durchschnittlich fast 80 Prozent ihrer restlichen Lebenszeit ohne wesentliche Behinderungen verbringen. Viele 100-Jährige können ihren Alltag selbstständig bewältigen.

Zwischen 1992 und 1999 hat in den USA die Zahl der in Pflegeheimen lebenden Menschen um 22 Prozent abgenommen. Gründe dafür sind der bessere Gesundheitszustand und die wirksamere Versorgung zu Hause durch medizinische Hilfeorganisationen. Studien in der Schweiz haben gezeigt, dass geriatrische Hausbesuche die Einweisung ins Pflegeheim um einige Jahre hinauszögern können. Schon eine Verzögerung einer Einweisung ins Pflegeheim um 1–2 Jahre bedeutet eine Verbesserung der Lebensqualität und eine enorme Senkung der Gesundheitskosten.

Gebrechlichkeit

Unter «Gebrechlichkeit» versteht man eine Abnahme der Muskelkraft, eine verminderte Widerstandskraft gegen Infektionen, häufig – aber nicht immer – zusammen mit einer Abnahme exekutiver Funktionen. Gebrechlichkeit ist an sich keine Krankheit. Aber gebrechliche Menschen können die für die Bewältigung des normalen Alltags notwendigen Ressourcen nicht immer mobilisieren. Sie müssen zu viel mentale Energie für die Aufrechterhaltung der alltäglichen Mobilität einsetzen und haben somit wenig Reserve.

Verschiedene Faktoren, die nicht schicksalhaft sind – und damit beeinflussbar –, können zu Gebrechlichkeit führen. Der Verlust an Muskelkraft und Beweglichkeit gehört dazu und darf nicht unterschätzt werden. Grund für die Einweisung in eine Pflegeabteilung ist häufiger ein Verlust der Mobilität als ein Abbau der geistigen Fähigkeiten. Sehr alte Menschen haben oft eine solche Angst vor Stürzen, dass sie sich kaum mehr bewegen und eine steife Haltung einnehmen, was die Sturzgefahr noch erhöht. Dazu kommen Schwindel und Gleichgewichtsstörungen.

Oft geraten ältere Menschen in einen Zyklus, aus dem sie sich nicht befreien können: ihre Muskelkraft nimmt ab, sie erleiden einen Sturz mit Knochenbruch, sie bewegen sich nicht, sie essen nicht genügend, ihre Muskelkraft nimmt weiter ab.

Die Ursachen der altersbedingten Muskelschwäche sind vielfältig und liegen zum Beispiel in einem Nachlassen der Effizienz von Neuronen, die die Muskeln kontrollieren, in einer Herabsetzung in der Produktion von Wachstumshormonen, in der ungenügenden Aufnahme von Energie und Eiweiss liefernden Nahrungsmitteln (Unterernährung), in einer Schwächung des Immunsystems und vor allem im ungenügenden Gebrauch der Muskeln. Menschen mit Diabetes zeigen Symptome von Gebrechlichkeit früher als Menschen ohne Diabetes. Daraus ergeben sich mögliche Ansätze für die Prävention und Therapie von Gebrechlichkeit. Muskeltraining (gegen Widerstand) und Gleichgewichtstraining sind auch im hohen Alter wirksam. Eine umfassende medizinische Untersuchung und Beratung ist nötig, um den Umfang des körperlichen Trainings zu bestimmen, wie auch Massnahmen zur Unterstützung des Herz-Kreislauf-Systems und zur Optimierung der Ernährung.

Im hohen Alter nimmt die Leistungsfähigkeit der Sinne ab, was zu einem Verlust von wertvollen Information führt und zu einem Gefühl der Unsicherheit. Menschen, die schlecht hören, können sogar Zeichen von einer Demenz zeigen. Moderne Hörgeräte bringen eine enorme Verbesserung, aber zusätzliche Faktoren müssen auch berücksichtigt werden. Nicht nur der Empfang von akustischen Signalen kann beeinträchtigt sein, sondern auch die Verarbeitung der Töne im Gehirn. Die Fähigkeit, Töne in der richtigen Reihenfolge zu verarbeiten, nimmt mit dem Alter allmählich ab, nach 100 Jahren signifikant und bei Frauen mehr als bei Männern. Die Geschwindigkeit der Informationsverarbeitung kann durch eine Therapie verbessert werden.

Vieles ist möglich – auch im hohen Alter

Die Unterschiede zwischen Menschen im hohen Alter sind sehr gross. Während das Risiko für Gebrechlichkeit und geistigen Abbau mit dem Alter im Allgemeinen zunimmt, sind auch hohe geistige Leistungen möglich. Es gibt viele Beispiele von berühmten Menschen im hohen Alter, die Erstaunliches geleistet haben (**Tabelle 8**). Dabei vergisst man, dass 70 % der über 100-Jährigen geistig gesund sind und dass viele alte bis

Tabelle 8: Hohe Leistungen von Menschen im höheren Alter

Simone de Beauvoir, Schriftstellerin: Die berühmte Schriftstellerin, Feministin und Lebensgefährtin von Jean-Paul Sartre hat bis zu ihrem Tod mit 78 Jahren bei der Zeitschrift «Les Temps Modernes», die sie mit Sartre zusammen gegründet hatte, als radikale Feministin publiziert. Simone de Beauvoir war 75 Jahre alt, als sie «Lettres au Castor» schrieb.

Frank Lloyd Wright, Architekt: Als eines der berühmtesten Bauwerke des amerikanischen Architekten gilt das Guggenheim-Museum in New York. Diesen Rundbau mit spiralförmig emporführendem Inneren baute Frank Lloyd Wright im Alter von 92 Jahren.

Arthur Rubinstein, Pianist: Der Klaviervirtuose begann bereits im Alter von drei Jahren Klavier zu spielen und besuchte mit acht Jahren das Konservatorium in Warschau. Seinen ersten öffentlichen Auftritt hatte er mit sieben Jahren, und er gab Konzerte bis ins Alter von 89 Jahren.

Marc Chagall, Maler: Der mit 98 Jahren gestorbene Künstler malte bis ins hohe Alter seine berühmten Glasfenster.

Ulrich Inderbinen, Bergführer: Am 3. Dezember 1900 wurde Ulrich Inderbinen in Zermatt geboren. Im Alter von 90 Jahren bestieg er zum letzten Mal das Matterhorn.

John Glenn, Astronaut: Mit 76 Jahren flog John Glenn als Astronaut noch einmal ins All, 36 Jahre nach seinem ersten Raumflug.

sehr alte Menschen, die in unserer Nachbarschaft wohnen könnten, ein aktives, ausgefülltes Leben führen. Zwei Beispiele sind die beiden 100-Jährigen, die Interviews in einer Schweizer Zeitung gegeben haben. Die Musiklehrerin Dora Bichhausen, die 100-jährig wird, unterrichtet noch einige Schülerinnen und Schüler. Mit dem guten Beispiel geht sie voran, indem sie drei bis vier Stunden pro Tag am Flügel übt: «Das muss man, wenn man weiterkommen will.» Ihr Buch über Musik-Elementartheorie hat sie mit 91 Jahren herausgegeben. Sie macht fleißig Spannübungen, um die Beweglichkeit ihrer Finger zu erhalten.

Der ehemalige Bergsteiger Georges Pellaton ist soeben von einer dreistündigen Wanderung zurückgekehrt. Er wohnt seit 25 Jahren allein, hackt Holz für seinen Ofen, arbeitet im Garten, kauft ein, kocht und erledigt sämtliche Haushaltsarbeiten selber. Seine Einkaufstrecke ins Dorf betrachtet er als Trainingsstrecke. Er führt ein Tagebuch und liest täglich mit der Lupe seine Zeitung. Seine Freude am Leben gibt ihm Kraft: «Ich habe noch viele Gründe, mich zu freuen. Wer die Freude verliert, wird alt.»

Der Kreativitätsforscher M. Csikszentmihalyi sprach mit besonders erfolgreichen älteren Künstlern und Wissenschaftlern über ihre Erfahrungen und Ansichten in Bezug auf ihre schöpferische Arbeit. Er fand viele Gemeinsamkeiten und war überrascht, dass alle, auch diejenigen, die weit über 80 waren, ihre vorhandenen körperlichen Beschwerden nicht so wichtig nahmen. Sie fühlten sich wohl.

Obwohl viele der befragten Individuen eine generelle Abnahme der Energie oder eine Verlangsamung ihrer Denkprozesse erwähnten, empfanden fast ebenso viele, dass ihre kognitiven Leistungen etwa gleich geblieben seien. Dank ihrer größeren Erfahrung konnten sie gewisse Probleme sogar schneller anpacken und effizienter lösen als in jüngeren Jahren.

Überraschend bei den kreativen Senioren und Seniorinnen war die typische Ausrichtung ihrer Interessen auf die Zukunft. Sie sprachen wenig über ihre Erfolge in der Vergangenheit, sondern mit Begeisterung über ihre künftigen Projekte.

Forscher haben festgestellt, dass Menschen mit positiver Lebenseinstellung ein signifikant geringeres Risiko für Gebrechlichkeit haben als Pessimisten, wobei die positive Grundstimmung allerdings zum Teil auch auf ihren guten Gesundheitszustand zurückführen ist.

Das Gehirn im hohen Alter

Der holländische Hirnforscher H.B.M. Uylings hat festgestellt: «Die Situation in Bezug auf das Gehirn im hohen Alter sieht weniger düster aus als vor 30 Jahren.» Weil nicht alle Hirnregionen von altersbedingten Abbauprozessen gleich betroffen sind, besteht die Möglichkeit, dass weniger betroffene Hirnregionen durch spezifische Interventionen angeregt werden können, um die Funktionen der stärker betroffenen Gebiete zu übernehmen. Forscher arbeiten an Methoden, um Nervenzellwachstum zu stimulieren und die Chancen für eine Rehabilitation im hohen Alter zu verbessern. Auch im gesunden hohen Alter sind 90 % der Nervenzellen im Gehirn vorhanden. Die chemischen Botenstoffe (Neurotransmitter), die wichtig für sämtliche Hirnfunktionen sind, werden im hohen Alter in geringerem Masse ausgeschüttet. Die Nervenzellen, die sie herstellen, sind aber immer noch vorhanden. Es besteht also die Möglichkeit, sie anzuregen, damit sie ihre Funktionen wieder aufnehmen.

Das Ende des Lebens

Der Tod ist so natürlich wie das Leben. Der Prozess des Älterwerdens beginnt unweigerlich mit dem Moment der Zeugung und dauert bis zum Augenblick des Todes. Forscher sehen den Tod als eine Erschöpfung der Lebenserhaltungsreserve. Prozesse, die Körperzellen mit der nötigen Energie versorgen und sie vor Infektionen schützen, werden abgeschwächt. Damit können lebensnotwendige Körpersysteme ihre Funktionen nicht mehr aufrecht erhalten, die Widerstandskraft schwindet, die Krankheitsanfälligkeit nimmt zu. Die Wahrscheinlichkeit für ein langes Leben hängt von der Genetik und von Umweltfaktoren ab. Bei vielen hoch betagten Menschen mit gut erhaltenen geistigen Fähigkeiten werden spezielle Gene oder Kombinationen von Genen festgestellt, die einen besseren Schutz gegen häufige Alterskrankheiten bieten.

Trotz der Einschränkungen des hohen Alters ist der Wunsch zu leben meist größer als derjenige, zu sterben. Zwei Drittel aller Pflegeheimbewohner wünschen, dass in einem ernsten Krankheitsfall lebensverlängernde Maßnahmen vorgenommen werden. Doch eine zunehmende Zahl von Menschen befürwortet heute die Möglichkeit, bei schwersten, unheilbaren Leiden aus eigenem Willen aus dem Leben scheiden zu können. In westlichen Ländern schwankt die Zahl der Befürworter zwischen sechzig und achtzig Prozent, wobei interessanterweise der Anteil der Jüngeren größer ist als derjenige der Älteren. Es ist nicht klar, ob die älteren Menschen traditioneller urteilen oder ob die größere Nähe zum Tod hier eine Rolle spielt. In einer 2001 publizierten Studie in Deutschland wurde die Frage des Lebensüberdrusses im Alter untersucht. Zwölf bis 14 Prozent der Menschen im Alter von 70–103 Jahren erklärten, des Lebens überdrüssig zu sein. Dabei hatten etwa 1–2 Prozent Suizidgedanken, die allerdings meistens in Phasen einer Depression aufgetreten sind.

Eine Studie in der Schweiz brachte die Überraschung, dass es 30 Prozent weniger Selbstmordfälle während der Adventszeit gibt als sonst im Jahr. Nach dem 1. Januar gibt es einen klaren Anstieg der Selbstmordrate, speziell bei Männern. Die Autoren der Studie vermuten, dass die Adventszeit engere Kontakte mit Freunden und Familie bringt, Menschen, die gemeinsame Werte, Erinnerungen und Hoffnungen teilen. Ideal wäre es, wenn dieses soziale Netzwerk auch im restlichen Jahr ähnlich wirksam wäre. Kein Medikament und keine Psychotherapie erbringen ein solches Resultat!

Die Selbstmordrate in den europäischen Ländern ist nicht gleich hoch. In der Schweiz ist sie 18 auf 100 000 Menschen, in Deutschland 12, Frankreich 15 und Italien nur 8. Obwohl die Zahl der Selbstmorde bei Menschen unter 80 Jahren sinkt, steigt sie bei Menschen über 80 Jahren.

Sehr wichtig ist es, vermehrten Beistand und eine bessere medizinische Versorgung für Sterbende zu fördern. Die Einrichtungen für palliative Versorgung, ob im Pflegeheim oder zu Hause, müssen ausgebaut werden. Sehr wichtig ist eine wirksame Schmerztherapie. Doch viele Ärzte haben immer noch Akzeptanzprobleme mit der Abgabe von Opioiden. Diese müssen so dosiert werden, dass sie die Schmerzen nehmen, ohne eine schleichende Organinsuffizienz zu beschleunigen. Depressionen und Ängste können mit einfühlsamen Gesprächen und wirksamen Psychopharmaka vermindert werden. Angehörige, die sterbende Menschen zu Hause pflegen, brauchen oft selber eine Betreuung

Seit Menschengedenken versuchen Dichtung und Religion das Thema der Vergänglichkeit des Lebens anzugehen. Trotzdem haben die meisten Menschen Angst vor dem Sterben und vor dem Tod. Untersuchungen haben gezeigt, was schon lange angenommen wurde: Ein tiefer religiöser Glaube hilft, die Todesangst zu überwinden. Überraschend ist, dass ein überzeugter Atheismus dem Menschen ebenfalls eine Stütze bietet. Menschen, die keinen festen Halt spüren, haben am meisten Mühe, ihre Ängste zu überwinden.

Die Frage, ob es eine Seele gibt, die nach dem Ableben des Körpers weiter besteht, kann mit wissenschaftlichen Methoden nicht beantwortet werden. Es ist eine Frage, die jeder Mensch für sich beantworten muss, und es bleibt am Schluss die Erkenntnis, dass wir nicht alles verstehen können.

Kapitel 4

Krankhaftes Altern

Lisa besucht ihre 75-jährige kranke Tante Erika im Pflegeheim. Das macht sie immer, auch wenn sie nur zu einem kurzen Besuch in der Schweiz weilt. Mit der Krankheit, die ihre gescheite, starke Tante, die einmal in einem kleinen Bergdorf Lehrerin gewesen war, hilflos gemacht hat, kann Lisa schlecht umgehen. Glücklicherweise kommt Julia mit, die ihre Schwester regelmäßig besucht. Sie ist es gewohnt, in diesem Haus ein- und auszugehen, kennt das Pflegepersonal und die anderen Mitglieder der Betreuungsgruppe.

Viele der Heimbewohner können sich räumlich und zeitlich nicht mehr orientieren. Auch Lisas Tante ist seit einiger Zeit rund um die Uhr auf Betreuung angewiesen. Bei ihr ist die Alzheimer-Krankheit schon dermaßen fortgeschritten, dass sie auch ihre Schwester und ihre Nichte nicht mehr erkennt. Lisa setzt sich neben sie und streichelt ihre Hand. Im Nebenzimmer liegt eine Patientin, die nach einem schweren Hirnschlag in ihren Bewegungen und im Sprechen schwer behindert ist. Am Fenster steht ein an Parkinson erkrankter Mann. Seine Gestalt ist leicht gebückt, seine Gesichtszüge sind starr, die rechte Hand zittert. Auf dem Gang geht eine Frau hin und her, hin und her, teilnahmslos, in ihre eigene Welt versunken.

Senilität, Demenz, Alzheimer: Früher schienen diese Krankheiten der Preis zu sein, der für ein hohes Alter zu zahlen war. Noch immer wird der Gedanke ans Altern mit geistigem Abbau, mit Abhängigkeit und sozialem Abstieg verbunden. Weit verbreitet ist die Meinung, dass eine Zunahme der Lebensjahre nur mit einer Abnahme der geistigen Fähigkeiten einhergehen kann und dass ein hohes Alter zwangsläufig in Senilität, in der Vergreisung, endet. Lisas Tante und die anderen Patientinnen und Patienten im Heim leiden aber an den Folgen von Krankheiten und nicht primär an ihrem hohen Alter. Lisa ist jedes Mal erschüttert, wenn sie ihre Tante sieht. Aber es hat ihr geholfen zu hören, dass die Patienten oft nicht so sehr unter ihrer Krankheit leiden, wie die Angehörigen meinen.

Im folgenden Kapitel stehen Krankheiten im Vordergrund, die mit zunehmendem Alter häufiger auftreten, aber nicht Teil des üblichen Alters sind. Dazu gehören Demenz (zum Beispiel die Alzheimer-Krankheit), Hirnschlag und die Parkinson-Krankheit. Depressionen sind keine eigentliche Alterskrankheit, aber wegen der im Alter ohnehin verminderten Ressourcen fällt eine Depression doppelt schwer ins Gewicht.

Demenz/geistiger Abbau

Unter «Demenz» versteht man einen allgemeinen schweren Verlust geistiger Leistungen, der zu einer umfassenden Pflegebedürftigkeit führt. Im Gegensatz zur Vergesslichkeit des üblichen Alterns wird bei einer Demenz auch Wichtiges vergessen, zum Beispiel der Wohnort oder die Namen der Kinder. Die Vergesslichkeit wird nicht realisiert und wird auch nicht kompensiert. Die Patienten verlieren sowohl die zeitliche als auch die örtliche Orientierung, was ihre Autonomie entscheidend herabsetzt. Siehe Tabelle 5: «Abklären oder nicht?» auf Seite 77.

Neben der Abnahme der kognitiven Kompetenzen ist auch das psychologische Verhalten betroffen. Die Demenz kann sich als Apathie, Erregung, Ruhelosigkeit, Hyperaktivität, Herumwandern und «Hamstern» äußern. Die Patienten verlieren die Fähigkeit, Pläne zu entwickeln und auszuführen.

Das Gefühlsleben der Patienten erleidet schwerwiegende Störungen. Symptome wie überhöhte Ängstlichkeit, Aggressivität, Euphorie oder Depression treten auf. Basaltriebe wie Hunger, Durst und Sexualität können gestört sein. Es kommt zu Appetitlosigkeit, Hyperphagie (Überessen), Hyposexualität oder Hypersexualität. Einige Patienten zeigen psychoseartige Zustände wie Halluzinationen, Illusionen und Verfolgungswahn.

Bei einer leichten Demenz sind sowohl die berufliche Tätigkeit als auch die sozialen Aktivitäten beeinträchtigt, was zu einer Änderung der

Tabelle 9: Demenz: Ein allmählicher Verlust erworbener Fähigkeiten

Symptome:
- Gedächtnisstörungen, vorwiegend Arbeitsgedächtnis
- Mühe, einfache Aufgaben zu bewältigen
- Einschränkungen der Urteilsfähigkeit
- Orientierungsschwierigkeiten
- Langsame Reaktionen
- Sprachstörungen
- Schwierigkeiten mit abstraktem Denken
- Unwohlsein in fremder Umgebung, in neuen Situationen
- Mangelnde persönliche Hygiene
- Persönlichkeitsveränderungen

Lebensführung führt. Das Urteilsvermögen ist nur leicht herabgesetzt, die Hygiene kann noch angemessen erhalten werden. Die Menschen finden sich in ihrer gewohnten Umgebung zurecht. Dank diesen Fähigkeiten können sie ein noch einigermaßen unabhängiges Leben führen und sind nur leicht pflegebedürftig.

Bei einer mittleren Demenz ist eine selbständige Lebensführung schwierig, und Betreuung ist erforderlich. Die Betroffenen haben große Mühe, sich zu orientieren oder etwas Neues zu lernen.

Bei einer schweren Demenz sind die Aktivitäten des täglichen Lebens derart beeinträchtigt, dass eine kontinuierliche Betreuung benötigt wird. Die Patienten und Patientinnen sind oft völlig verstört und erkennen sogar Partner oder Partnerin nicht mehr.

Zwar nimmt Demenz im Alter prozentual zu, doch ist die Zahl tiefer, als oft angenommen wird (**Tab. 10**). Erfreulich ist, dass zwischen 1993–2004 der Prozentsatz von Menschen über 70 Jahren von 12 % auf 8 % abgenommen hat.

Tabelle 10: Wie häufig sind Demenzerkrankungen im Alter?

Alter in Jahren	Betroffene in Prozent
70–74	1–2 %
80–84	5–10 %
90–94	25–30 %

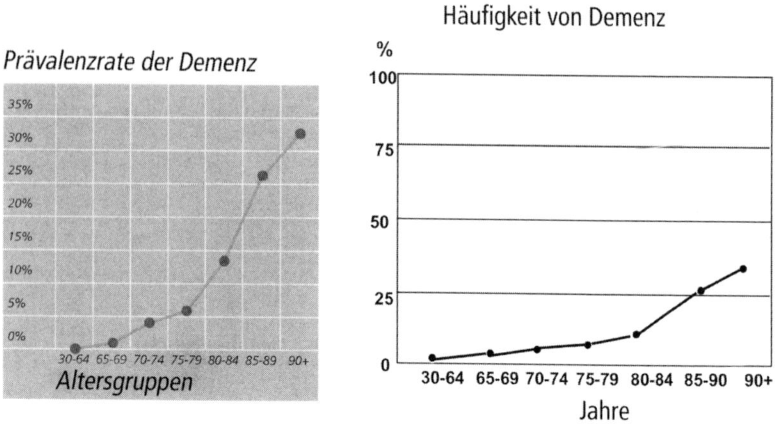

Abbildung 24: *Gleiche Zahlen – andere Darstellung*

Je nach graphischer Darstellung der gleichen Zahlen sieht eine Zunahme der Demenzerkrankungen mit zunehmendem Alter drastisch oder weniger drastisch aus (Abb. 24). In der linken Kurve scheinen die Zahlen markant in die Höhe zu steigen, weil man beim ersten Blick annimmt, die obere Grenze ist 100 %. Dabei umfasst die Kurve lediglich Werte bis 35 %. Die Kurve rechts zeigt die gleichen Zahlen mit Obergrenze 100 %.

Es wird zunehmend wichtiger, die verschiedenen Ursachen von Demenz zu unterscheiden, weil dadurch Vorbeugung und Therapie verbessert werden können (Tab. 11). Etwa 50 % der Patienten leiden an der Alzheimer-Krankheit. 20 % der Erkrankungen sind gefäßbedingt, und 30 % verteilen sich auf verschiedene Ursachen, zum Beispiel Verletzungen, Infektionen, chronischen Drogen- und Alkoholmissbrauch. Das Ge-

Tabelle 11: Ursachen von Demenz

Alzheimer-Krankheit	50 %
Gefäß-Demenz	20 %
Parkinson-Krankheit	8 %
Hirntrauma	5 %
verschiedene Ursachen	17 %

meinsame bei allen Formen der Demenz ist eine schwere Störung des Netzwerkes, sei es weil die synaptische Übertragung gestört ist oder weil Gehirnstrukturen zugrunde gehen.

Bei rund 20 % der Patienten, die unter einer Demenz leiden, ist die Ursache der Erkrankung eine Verengung der Blutgefäße. Die Innenwand der Arterien besteht aus einer glatten Auskleidung von so genannten Endothelzellen, die einen einwandfreien und ungehinderten Blutfluss zu den Organen ermöglicht. Rauchen, hoher Blutdruck, erhöhte Blutfette, Zuckerkrankheit sowie Bewegungsarmut schädigen diese Zellen und fördern die Ablagerung von Fett und Kalk, was zu einer Verengung der Blutgefäße führt. Weniger Blut gelangt ins Gehirn, und seine Leistungen werden beeinträchtigt.

Dank moderner Methoden bewirken Narkosen an sich keine Hirnschädigung, auch wenn nach einer Narkose für eine kurze Zeit deliriumsartige Zustände oder eine Dämpfung geistiger Funktionen auftreten können. Eine Narkose kann aber eine schon bestehende Hirnleistungsschwäche zum Vorschein bringen. Immer mehr Operationen können heute ohne eine Vollnarkose durchgeführt werden.

Diagnose und Therapie

Fragen und Probleme rund um das Nachlassen der geistigen Fähigkeiten sind heikel. Sie machen Angst, denn nichts wird so sehr als ein Verlust von Würde und Selbständigkeit empfunden wie der geistige Abbau. Eine umfassende Abklärung durch Fachpersonen ist deshalb besonders wichtig, auch weil die Demenz durch eine andere Krankheit vorgetäuscht werden kann, die behandelt werden sollte (**Tab. 12**).

Einige Erkrankungen können Symptome hervorrufen, die mit einer Demenz verwechselt werden könnten. Eine allgemeine «Dämpfung» der Reaktionen kann verschiedene Ursachen haben. Der Arzt kann feststellen, ob eine Person an Infektionen oder Stoffwechselstörungen leidet, ob Medikamente die demenzartigen Symptome verursachen. Es ist äußerst wichtig, dem Arzt/der Ärztin mitzuteilen, welche Mittel man einnimmt – auch wenn man das Gefühl hat, es handelt sich um «harmlose Naturpräparate». Im Alter verträgt man einige Medikamente weniger gut als in jüngeren Jahren. Es ist wichtig, sowohl Nebenwirkungen von einzelnen Medikamenten wie auch die Wirkung von Kombinationen von Arzneimitteln zu beachten.

Tabelle 12: Krankheiten und andere Faktoren, die geistige Fähigkeiten herabsetzen können

- Schwerhörigkeit
- Depression
- Tumor
- Medikamente, Drogen, Alkoholismus
- Infektionen
- Stoffwechselstörungen
- Nierenerkrankungen
- Lebererkrankungen
- Schilddrüsenerkrankungen
- Vitamin B_{12}-Mangel
- chronischer Schlafmangel

Kürzlich wurde eine Arbeit publiziert, die zeigte, dass die regelmäßige Blutdruckkontrolle nicht nur wegen Feststellung eines zu hohen Blutdruckes notwendig ist. Ein zu niedriger Blutdruck kann das Risiko für einen Abbau geistiger Fähigkeiten erhöhen.

Es ist wichtig zu wissen, dass eine Depression zusätzlich zu einer Demenz auftreten oder gar eine Demenz vortäuschen kann (Pseudodemenz). Oft «versteckt» sich die Depression unter den Symptomen der Demenz. In beiden Fällen ist es wichtig, die Depression zu behandeln.

Schwerhörigkeit kann gelegentlich eine Demenz vortäuschen. Weil die schwerhörige Person weniger Information aufnimmt, scheint ihr Gedächtnis nachzulassen. Sie «merkt» eine Aufforderung nicht, verlangt immer wieder nach einer Wiederholung oder vermutet, dass andere flüstern, damit sie nichts mitbekommt.

Ein objektives Bild über den geistigen Zustand gibt die Erfassung der ganzheitlichen persönlichen Situation der betroffenen Person. Es ist wichtig festzustellen, was sich in Bezug auf die tägliche Routine und Fähigkeiten geändert hat und in welchem Maß. Sind diese Veränderungen mit der Zeit zunehmend? Traten sie plötzlich auf oder allmählich? Gibt es im Befinden oder in den psychischen Leistungen Schwankungen? Wie ist der jetzige Zustand im Vergleich zur Situation im Alter von 50 bis 60 Jahren?

Einen weiteren Hinweis gibt eine Abklärung der Urteilsfähigkeit. Als Voraussetzung für die Urteilsfähigkeit gelten die folgenden Kriterien: Die Patienten zeigen genügende Aufmerksamkeit. Sie sind sich ihrer Situation bewusst. Ihre Gedächtnisfunktionen sind ausreichend, und sie können ihre Wünsche, Ängste und Probleme ausdrücken.

Mit den Betroffenen und ihren Angehörigen müssen Ängste, Hoffnungen und Vorstellungen klar dargelegt und besprochen werden. Es müssen individuelle Maßnahmen gemeinsam festgelegt werden. Diese sollen sich für ihren Alltag als nützlich erweisen und emotional ansprechend sein.

Wichtig ist es, die spezifischen Stärken und Schwächen des Patienten im eigenen Umfeld zu berücksichtigen. Was sind die realistischen Ziele einer Therapie aufgrund der Gesamtbeurteilung? Im Verlaufe der Intervention gilt es, von Zeit zu Zeit die Situation objektiv zu überprüfen und notwendige Änderungen vorzunehmen.

Alzheimer-Krankheit: die häufigste Ursache einer Demenz

«Ich beginne nun die Reise, die mich zum Sonnenuntergang meines Lebens führt, in der Gewissheit, dass über Amerika immer wieder ein strahlender Morgen heraufdämmern wird.» Mit diesen Worten verabschiedete sich 1994 der ehemalige amerikanische Präsident Ronald Reagan in einem Brief an die amerikanische Nation. Er nannte darin seine Krankheit beim Namen – im Wissen um deren Verlauf, im Wissen darum, dass es ihm von Woche zu Woche schlechter gehen und er mehr und mehr vergessen würde, dass er sein Tun und Lassen nicht mehr würde steuern können, dass er Geist und Sprache verlieren würde und dass ihm keine Therapie und keine Medikation mehr helfen konnten. Mit seinem Abschiedsbrief rückte er die Alzheimer-Krankheit, die häufigste Demenzerkrankung im Alter, ins Bewusstsein der Öffentlichkeit. Die Alzheimer-Krankheit ist zu einem Thema geworden, das öffentlich diskutiert wird. Für die Betroffenen und für ihre Angehörigen stellt die Krankheit ihr ganzes Leben, ihr Selbstverständnis und ihr Selbstvertrauen zutiefst in Frage.

Symptome und Krankheitsverlauf

Es bestehen zwei Formen der Alzheimer-Krankheit. Eine beginnt früh, meistens vor 60 Jahren, und ist eher genetisch. Diese Form ist selten; nur etwa 6 – 7 % aller Patienten mit einer Alzheimer-Krankheit leiden daran. Die nicht familiäre Form beginnt später, meistens erst nach dem 60. Lebensjahr. Das Risiko steigt an bis zu einem Alter von 90 Jahren, wenn es ein Plateau erreicht.

Die Alzheimer-Krankheit ist progressiv. Immer mehr Symptome zeigen sich und schränken den Alltag zunehmend ein: Spontaneität, Interesse und Initiative nehmen ab. Immer schwieriger wird es für die Patienten, einfache Aufgaben zu lösen. Die Reaktionen verlangsamen sich. Wortfindungsstörungen und Wiederholungen mehren sich, oft werden falsche Wörter gebraucht. Die Entscheidungsfähigkeit, das Arbeitsgedächtnis und die räumliche und zeitliche Orientierung gehen verloren. Fähigkeiten wie das Planen der täglichen Arbeiten, der Umgang mit Finanzen, das Benutzen von Transportmöglichkeiten gehen schneller verloren als manuelle Geschicklichkeit. Eine fremde Umgebung oder eine neue Situation wird als unangenehm empfunden. Mit der Zeit wird auch die gewohnte Umgebung fremd. Schließlich gehen selbst die grundlegenden Fertigkeiten wie Kleider anziehen oder die persönliche Hygiene verloren.

Bei der Alzheimer-Erkrankung ist praktisch das ganze Gehirn betroffen: Es bilden sich Ablagerungen (Plaques) und Knäuel im Hirngewebe. Nervenzellen gehen zugrunde. Es wird angenommen, dass die Neubildung von Nervenzellen aus Stammzellen nicht stattfindet. Es sind vor allem die Zentren in den Regionen betroffen, in denen Assoziationen und Erinnerungen gebildet werden, und weniger diejenigen, die Bewegungen und Sinneseindrücke steuern. Neurone gehen besonders im Hippocampus, aber auch in der Amygdala zugrunde. Dies hat schwere Auswirkungen auf das Erinnerungsvermögen und die Emotionalität. Mit dem Verlust der Neurone geht eine starke Verminderung der Bildung von Neurotransmittern einher, was Lernen, Gedächtnis und Emotionen weiterhin beeinträchtigt.

Im Hippocampus spielt der Neurotransmitter Azetylcholin eine wichtige Rolle in der Bildung von Erinnerungen. Wahrscheinlich legen sich abnorme Proteine an die Rezeptoren für Azetylcholin in den Synapsen. Dies stört die Übermittlung von Signalen und erschwert die Bildung von Erinnerungen.

Die Ursachen der Alzheimer-Krankheit sind noch nicht klar. Neben der genetischen Disposition können Umweltfaktoren und Entzündungen eine Rolle spielen. Stress kann das Auftreten von Demenzsymptomen beschleunigen.

Eine Verdachtsdiagnose von der Alzheimer-Krankheit im Frühstadium kann heute mittels einer Magnetresonanzuntersuchung gestellt werden. Es scheint, dass der Hippocampus deutlich verkleinert ist.

Welche Faktoren vermindern das Risiko einer Alzheimer-Erkrankung?

Als kleiner Hoffnungsschimmer in der Alzheimer-Bekämpfung erweist sich der Ansatz, der sich aus dem erst seit kurzem bekannten Zusammenhang zwischen Plaques (Ablagerungen) und kleinen, oft kaum wahrgenommenen Hirninfarkten (Streifungen) ergibt. Während früher die Meinung vorherrschte, dass allein das Vorhandensein von vielen Plaques ein hohes Demenz-Risiko bedeutet, weiß man heute, dass auch eine kleinere Menge Plaques, diese aber in Zusammenhang mit einer Vielzahl von Streifungen, vermehrt zu einer Demenzerkrankung führen kann.

Die Grundlage zu diesen Forschungsresultaten lieferten die Nonnen eines Ordens in den USA. Über 700 Nonnen erklärten sich bereit, an einer longitudinalen Untersuchung teilzunehmen. Vom Moment ihres Eintrittes ins Kloster mit etwa 20 Jahren bis zu ihrem Tod wurden sie in regelmäßigen Abständen medizinisch und psychologisch untersucht. Sie gaben ihre Einwilligung, dass nach ihrem Tod eine Autopsie stattfindet, in der das Gehirn untersucht wird. Die Nonnen begründeten ihren Entschluss mit den folgenden Worten: «Als Nonnen haben wir die schwere Wahl getroffen, keine Kinder zu haben. Durch die Hirnspende können wir helfen, die Rätsel der Alzheimer-Krankheit zu entziffern; damit geben wir auf einem anderen Weg ein Geschenk an die künftigen Generationen.»

Bis jetzt sind 290 der Nonnen gestorben. Die Autopsien zeigten ein überraschendes Resultat. Der Schweregrad der Symptome bei den Nonnen, die an der Alzheimer-Krankheit gelitten hatten, hing nicht in erster Linie von der Zahl der Plaques im Gehirn ab, sondern von der Kombination von Plaques und den Narben von durchgemachten Streifungen. Aus diesem Resultat lässt sich eine mögliche Vorbeugungsstrategie ableiten;

denn das Risiko für Streifungen kann gesenkt werden und damit hoffentlich auch das Risiko für die Alzheimer-Krankheit.

Die Studie lieferte weitere interessante Ergebnisse. Die Nonnen, die bis jetzt gestorben sind, erreichten alle ein Alter von über 85 Jahren; das sind etwa zwei Jahre über der durchschnittlichen Lebenserwartung für Frauen. Diejenigen Nonnen, die eine vorwiegend positive Lebenseinstellung hatten, wurden im Durchschnitt zehn Jahre älter als die mit einer negativen Haltung. Es kann natürlich nicht daraus geschlossen werden, dass ihr Optimismus allein für die Verlängerung der Lebensdauer verantwortlich ist. Es könnte auch sein, dass ein guter Gesundheitszustand den Optimismus fördert.

Die kognitive Reserve hilft

Interessant war ein weiterer Befund aus der Nonnenstudie. Vor dem Eintritt ins Kloster musste jede angehende Nonne einen Aufsatz schreiben über ihre Lebensziele und die Gründe, die sie zum Entscheid führten, ins Kloster zu gehen. Diese Aufsätze wurden Jahre später von Fachleuten nach Wortschatz, Satzkomplexität und Ideenreichtum analysiert und verglichen. Die Nonnen, die in der Jugend einen wortreichen und fantasievollen Aufsatz geschrieben hatten, zeigten im Alter weniger Symptome der Alzheimer-Krankheit.

Andere Studien berichten von Personen mit den für die Alzheimer-Krankheit typischen Veränderungen im Gehirn aber ohne Anzeichen von Demenz. Eine mögliche Erklärung für die Diskrepanz ist das Vorhandensein von höheren kognitiven oder hirnanatomischen Reserven. Diese Menschen könnten – dank ihrem größeren Wissensschatz und ihren im Verlauf des Lebens erworbenen Denkfertigkeiten – imstande sein, eine leichte bis mittlere Abnahme ihrer geistigen Fähigkeiten zu kompensieren. Bei Frauen führen hirnpathologische Veränderungen früher zu klinischen Demenzsymptomen als bei Männern. Die Gründe dafür sind noch nicht klar.

Körperliche und geistige Aktivität sind wichtig

Verschiedene Studien belegen den Zusammenhang von geistiger und körperlicher Aktivität und dem Risiko für eine Demenzerkrankung. In einer großen Untersuchung von 19 000 Frauen im Alter von 70–81 Jahren absolvierten Teilnehmerinnen in der Testgruppe ein Trainingsprogramm von mehr als zwei Stunden pro Woche. Das Training umfasste das Lösen von Denkaufgaben, die Bildung von Kategorien, Aufmerksamkeitsübungen und Übungen des sprachlichen Gedächtnisses. Die Kontrollgruppe trainierte weniger als zwei Stunden pro Woche. Die Frauen in der Testgruppe hatten ein 20 % kleineres Risiko für eine Demenz.

Menschen, die drei- bis viermal pro Woche eine sportliche Aktivität von mittlerer Intensität ausüben, zum Beispiel Walking, Wandern, Radfahren und Schwimmen, haben ein signifikant tieferes Risiko für die Alzheimer-Krankheit als Menschen, die sich wenig bewegen. Körperliche Aktivität kann eine Demenz nicht verhindern; sie kann aber den Beginn der einschneidenden Symptome sogar um bis zu fünf Jahren verzögern. Dies ist von nicht zu unterschätzender praktischer und emotionaler Bedeutung für Patienten und ihre Angehörigen. Dazu würde eine fünfjährige Verzögerung des Auftretens von Demenz die Zahl der Demenzpatienten in der Bevölkerung um die Hälfte reduzieren.

Auf dem Weg zur Behandlung heute

Obwohl keine wirkungsvolle Therapie zur Heilung der Alzheimer-Krankheit bis jetzt etabliert ist, hat die Demenzforschung in den letzten Jahren große Fortschritte erzielt. Wir kennen einige der Gene, die vermehrt bei Alzheimer-Patienten auftreten, wir beginnen die Prozesse zu verstehen, die zur Bildung der abnormen Ablagerungen und Knäuel führen, die die Nervenzellen schädigen. Wir wissen, dass Synapsen und Nervenzellen im Hippocampus und anderen Hirnregionen schon in den frühen Stadien der Krankheit betroffen sind. Es gibt auch wirksame Medikamente, die die Symptome einer Demenzkrankheit mildern oder die krankhaften Prozesse verlangsamen können.

Eine wichtige Untersuchung von eineiigen Zwillingen, die ja die gleichen genetischen Voraussetzungen haben, zeigte, dass eine vorhandene genetische Veranlagung für die familiäre Form der Alzheimer-Krankheit von Umweltfaktoren beeinflusst werden kann. Alle Zwillinge entwickelten Symptome der Alzheimer-Krankheit, doch bei vielen Paaren traten die Krankheitssymptome zu verschiedenen Zeiten auf. Es stellte sich heraus, dass die später betroffenen Zwillinge öfters entzündungshemmende, nicht cortisonhaltige Medikamente (z. B. Aspirin) eingenommen hatten. Es könnte sein, dass diese Medikamente das Auftreten der Symptome verzögert hatten. Andere Studien haben gezeigt, dass Menschen, die entzündungshemmende Medikamente gegen rheumatische Erkrankungen einnehmen, ein allgemein tieferes Risiko für die Alzheimer-Krankheit haben. Daraus wird angenommen, dass Entzündungen eine Rolle in der Alzheimer-Krankheit spielen.

Noch im experimentellen Stadium sind Versuche, eine «Impfung» zur Verhütung der Alzheimer-Krankheit zu entwickeln. Eine Impfung konnte die Eiweissablagerungen im Gehirn tatsächlich reduzieren, aber leider ohne die Demenzsymptome zu mildern. Weitere Forschung ist nötig.

Ein besseres Verständnis von den spezifischen neuropsychologischen Funktionen, die von der Alzheimer-Krankheit betroffen sind, wird zu gezielten Vorbeugungs- und Behandlungsmassnahmen führen. Liegt das Defizit in der Wahrnehmungsgeschwindigkeit, in der Effizienz des Arbeitsgedächtnisses, im sprachlichen Gedächtnis, in der visuoräumlichen Wahrnehmung, im episodischen Gedächtnis oder in der fokussierten Aufmerksamkeit? Hier kann ein gezieltes Training helfen, Schwächen zu verbessern und Stärken zu fördern.

Therapieansätze

Wichtig für die Therapie ist eine entspannte, vertraute Umgebung mit Menschen, die den Patienten schätzen und seine Bedürfnisse berücksichtigen. Eventuell auftretende depressive Zustände müssen früh erkannt und behandelt werden. Patienten sollten so weit wie möglich ihren Alltag selbständig gestalten, ohne überfordert zu werden, und Aufgaben erfüllen, die ihnen Befriedigung und Freude bringen, zum Beispiel Kochen, einfache Garten- oder Schreinerarbeiten. Eine Anknüpfung an frühere Aktivitäten kann hilfreich sein. Auch Erinnerungen mit emotionaler Bedeutung können erweckt werden, indem man zum Beispiel über den ersten Schultag spricht, zusammen alte Fotos anschaut oder Musik aus der Jugendzeit hört. Ein Haustier kann Gefühle und Interesse erwecken.

Die Stimulation in einer Gruppe kann für Alzheimer-Patienten anregend sein. Beispiele davon sind Bücher oder Zeitungen diskutieren, Radio- oder Fernsehprogramme besprechen, Spiele wie Schach, Karten, Memory, gemeinsame Ausflüge oder Ausstellungs- und Theaterbesuche.

Heute wird die Wirkung verschiedener Formen von schöpferischer Aktivität auf Patienten mit Demenzerkrankungen erforscht. Musiktherapie reduziert Unruhe, Reizbarkeit, Apathie und Angst bei Demenzpatienten. Eine Studie fand eine Verbesserung der kognitiven Fähigkeiten am Tag nach der Musiktherapie. Obwohl der Unterschied zu der Kontrollgruppe nach einer Woche verschwunden war, liefert die Studie Ansätze für weitere Forschung.

Patienten mit einer großen Begabung können auf ihrem Gebiet trotz massiven kognitiven Einschränkungen schöpferisch bleiben. Eine begabte Malerin mit der Alzheimer-Krankheit zeigte zum Beispiel trotz fortschreitendem geistigem Abbau lange keine Abnahme ihrer Kreativität.

Menschen mit fortgeschrittenem geistigem Abbau können manchmal durch einen spezifischen «Sinneskanal» angesprochen werden. Wenn farbige Bilder kein Interesse wecken, kann vielleicht Musik oder eine vertraute Stimme den Zugang finden. Viele Patienten empfinden ein sanftes Streicheln über den Kopf und Arme, einen Händedruck oder eine liebevolle Umarmung als besonders beruhigend.

Für die Betreuenden von Alzheimer-Patienten ist es wichtig zu wissen, dass bei vielen Patienten emotionale Erinnerungen und Gefühle noch vorhanden sein können, obwohl die Patienten anscheinend keinen Kontakt mit der Umwelt haben. Eine Situation, die ich persönlich erlebt habe, hat mich sehr berührt. Vor einem Vortrag, den ich für Angehörige und Patienten mit der Alzheimer-Krankheit zu halten hatte, saß ich neben einem Mann und seiner Gattin. Er sagte mir, dass er seine Gattin, die an der Alzheimer-Krankheit litt, soviel wie möglich an Anlässe mitnehme, weil sie die Besuche zu geniessen schien. Seit drei Monaten habe sie aber nicht mehr mit ihm gesprochen. Noch vor dem Vortragsbeginn entschuldigte er sich für kurze Zeit, um einen Bekannten zu begrüßen. Als er weg war, drehte sich seine Frau zu mir und sagte mit klarer Stimme: «Ist es nicht schön, dass er mich immer mitnimmt?»

Die Betreuung der Betreuer

Wichtig ist eine gute Betreuung der Alzheimer-Patienten und -Patientinnen. Dazu gehört die Zusammenarbeit von Familie, anderen Betreuern und medizinischem Fachpersonal. Die Personen, die dem kranken Menschen am nächsten stehen und sich für sein Wohl ständig einsetzen, brauchen Unterstützung. Die Grenzen ihrer Belastbarkeit sind zu berücksichtigen.

Freunde und Verwandte, aber auch andere Senioren und Seniorinnen können den engsten Familienmitgliedern zur Seite stehen und bei der Betreuung mithelfen. In frühen Stadien helfen allgemein aktivierende Maßnahmen, wie Wandern, Spazieren, Tanzen, Schwimmen. Dazu kommen Aktivierungen wie Malen, Ton modellieren, Musikhören und Singen. In einem fortgeschrittenen Stadium ist Training der Alltagsfunktionen, zum Beispiel Essen, Toilettenbenutzung, zu versuchen.

Äußerst wertvoll für Angehörige sind Selbsthilfeorganisationen, die dank persönlicher Erfahrung neben praktischen Ratschlägen auch Anteilnahme und Trost anbieten. 1997 organisierte in Leiden der holländische Psychologe Bère Miesen das erste Alzheimer-Café. Seither hat die Idee in weiteren Städten Hollands, in Belgien und in England Anklang gefunden. Sowohl Patienten als auch ihre Angehörigen schätzen die Gelegenheit, sich in einer freundlichen und vertrauten Umgebung bei Kaffee und Kuchen zu treffen und ihre Ängste und Sorgen, aber auch ihre positiven Erlebnisse mitzuteilen. Das Wichtigste dabei scheint das Wissen, dass man nicht allein die schwere Belastung tragen muss.

Hirnschlag – Vorbeugung und Therapie sind wirksam

Ein Hirnschlag (Apoplexie) wird verursacht durch eine plötzliche Unterbrechung der Blutzufuhr zu einem Teil des Gehirns oder durch eine Blutung in einer Hirnregion. Die Nervenzellen werden in wenigen Minuten geschädigt oder sterben ab. Vier von fünf Hirnschlägen werden durch ein Blutgerinnsel (Thrombus) in einem Hirngefäß ausgelöst, indem das Blutgerinnsel die Blutzufuhr in einem verengten Gefäß blockiert. Seltener, das heißt in einem von fünf Hirnschlägen, wird die Schädigung des Hirngewebes durch eine Blutung direkt ins Hirngewebe verursacht. Dies hat im Allgemeinen schwerwiegendere Folgen als ein durch Blutgerinnsel verursachter Hirnschlag.

Die Auswirkungen eines Hirnschlags hängen vom Umfang und von der Lage des betroffenen Hirnbereiches ab. Meistens ist nur eine Körperseite betroffen: Bei einem Hirnschlag in der linken Hirnhälfte ist die rechte Körperseite betroffen, und bei einem Hirnschlag in der rechten Hirnhälfte die linke Körperseite. Da sich bei den meisten Menschen die

Tabelle 13: Erhöhtes Risiko für einen Hirnschlag

- Alter 60 +
- Hoher Blutdruck
- Blut: Fette erhöht
- Diabetes
- Übergewicht: BMI >30
- Bauchumfang: M: > 94 cm, F: > 80 cm
- Rauchen
- zu viel Alkohol
- Stressanfälligkeit (Temperament)
- Genetik (Hirnschläge in der Familie?)

Sprachzentren in der linken Hirnhälfte befinden, kann ein Hirnschlag auf der linken Seite zusätzlich zu Sprachstörungen führen. Die Worte des Psalms 137 in der Bibel beschreiben deutlich die Symptome eines linksseitigen Hirnschlags: «Wenn ich Dich, o Jerusalem, je vergessen sollte, so lasse meine rechte Hand verkümmern und meine Zunge am Gaumen kleben.»

Risiken kennen und Vorbeugungsmaßnahmen ergreifen

Das wirksamste Mittel gegen die Gefahr eines Hirnschlags ist das Wissen um Risikofaktoren und das Ergreifen von Vorbeugungsmaßnahmen. Risikoverminderung ist ein komplexer Vorgang, die neben der Änderung des Lebensstils auch die Berücksichtigung spezifischer Faktoren wie den individuellen Stoffwechsel und Interaktionen von verschiedenen Medikamenten umfasst. Es gibt – leider – keine Wunderpille. Man kann aber die meisten Risikofaktoren signifikant beeinflussen. Sogar wenn eine genetische Veranlagung vorliegt, können entsprechende Vorbeugungsmaßnahmen eine große Wirkung haben.

Tabelle 14: Die zehn wichtigsten Vorbeugungsmaßnahmen gegen Hirnschlag

1. Lassen Sie mindestens einmal jährlich Ihren Blutdruck messen. Wenn Ihnen Blutdruck senkende Medikamente verschrieben wurden, nehmen Sie diese wie verschrieben wirklich zu sich.
2. Lassen Sie Ihre Blutfett- und Cholesterinwerte mindestens alle fünf Jahre kontrollieren.
3. Kontrollieren Sie ebenfalls Ihren Blutzucker, insbesondere wenn Zuckerkrankheit in der Familie vorkommt.
4. Verschaffen Sie sich täglich mindestens eine halbe Stunde körperliche Bewegung.
5. Vermeiden Sie Übergewicht. Achten Sie auf eine ausgewogene, nicht zu fetthaltige Ernährung mit täglich mindestens fünf Portionen Obst, Salat und Gemüse.
6. Verzichten Sie auf das Rauchen.
7. Vermeiden Sie Stress. Sorgen Sie für regelmäßige Entspannung im Alltag.
8. Wenn bei Ihnen eine Herzkrankheit (z.B. ein Vorhofflimmern, eine Angina pectoris, ein Herzinfarkt) festgestellt wurde oder wenn Sie bereits eine Streifung hatten, ist es allerhöchste Zeit, Risikofaktoren auszuschalten und die vom Arzt verordneten Medikamente zuverlässig einzunehmen.
9. Senken Sie den Alkoholkonsum: für Männer nicht mehr als zwei Gläser Wein oder zwei kleine Flaschen Bier oder ein Gläschen Hochprozentiges pro Tag, für Frauen die Hälfte.
10. Schlaf-Apnoe-Syndrom abklären. Das Schlaf-Apnoe-Syndrom betrifft vor allem starke Schnarcher und führt zu mehrfachen Atempausen mit Sauerstoffabfällen während des Schlafs.

Die Symptome eines Hirnschlags rechtzeitig erkennen

Der Behandlungserfolg hängt vom Zeitpunkt des Therapiebeginns ab. Es ist deshalb dringend, dass so viele Menschen wie möglich die Symptome erkennen, damit sobald wie möglich eingegriffen wird. Diese sind in **Tabelle 15** zusammengefasst.

Wenn die Blutzufuhr ins Gehirn nur vorübergehend unterbrochen ist, spricht man von einer Streifung (transiente Ischaemie, TIA). Die Symptome sind ähnlich wie bei einem Hirnschlag, bilden sich aber nach kurzer Zeit – meistens in wenigen Stunden – wieder zurück. Die Symptome sollten aber auf keinen Fall ignoriert werden, denn sie sind ein Warnzeichen: Bei Patienten mit Arterienverkalkung und einer TIA ist

Tabelle 15: Symptome eines Hirnschlags oder einer Streifung

- eine plötzliche Lähmung, Schwäche oder Taubheitsgefühl auf einer Körperseite (Gesicht, Arme, Beine)
- plötzliche Sehstörungen oder Blindheit in einem oder in beiden Augen
- plötzlich auftretende Schwierigkeiten beim Sprechen oder Verstehen
- anhaltende Schwindelgefühle und Gleichgewichtsstörungen
- plötzliche ungewöhnlich schwere, unerklärbare Kopfschmerzen
- Bewusstseinsstörung
- plötzliche Verwirrtheit

die Gefahr eines Hirnschlags unmittelbar nach einer TIA oder in den folgenden 90 Tagen groß. Es sei an dieser Stelle auch an die Resultate der Nonnenstudie hingewiesen, die einen Zusammenhang zwischen Streifungen und dem erhöhten Risiko für die Alzheimer-Krankheit festgestellt hat. Es ist wichtig, die Gefahr von weiteren Streifungen zu vermeiden.

Es handelt sich um einen Notfall. Es empfiehlt sich mittels einer Notfallnummer (für die Schweiz 144) sofort eine Ambulanz anzufordern, um den Patienten/die Patientin direkt in eine spezialisierte Hirnschlag-Einheit zu bringen. Werden Hirnschlag-Patienten innerhalb von drei bis vier Stunden nach Beginn der Symptome in eine Klinik eingewiesen, besteht eine gute Chance für die Auflösung einer Thrombose.

Sofortmaßnahmen in der Klinik

Bei einem akuten Hirnschlag, der auf einer Thrombose basiert, ist eine Soforttherapie möglich. Nach Sicherung der Diagnose in der Spezialeinheit wird ein Katheter unter MRI-Kontrolle direkt zum Ort der Thrombose geführt. Mit Medikamenten wird versucht, diese direkt aufzulösen. Unter Umständen ist das Resultat nach kurzer Zeit ersichtlich: Der Patient kann wieder sprechen und sich bewegen. Diese akute Therapie wies bei einer Versuchsgruppe, bestehend aus Männern und Frauen zwischen 53 und 75 Jahren, eine hohe Erfolgsrate auf: 60 % aller Betroffenen zeigten bereits 24 Stunden nach der Auflösung des Gerinnsels eine Besserung. Bei einem Alter von über 80 Jahren wird heute diese Methode der Thrombolyse als zu riskant eingeschätzt. Trotzdem empfiehlt sich eine sofortige Spitaleinweisung zur Abklärung der Situation. Gelingt die Thrombenauflösung nicht – viele der Patienten kommen dafür zu spät in ein entsprechend ausgerüstetes Zentrum – können Medikamente eingesetzt werden. Tritt Fieber auf, muss dieses gesenkt werden. Kommt es trotz aller medizinischen Maßnahmen zu Behinderungen, kann eine gezielte Neurorehabilitation gepaart mit einem starken Willen und viel Geduld beachtliche Erfolge erbringen. Manchmal führt ein Thrombus im Hirngefäß zu einer Druckerhöhung, die das Gefäß zum Platzen bringt und damit eine Hirnblutung verursacht. In einem Pilotversuch wurden jetzt zusätzlich zur üblichen Therapie Thrombus auflösende Medikamente in einer sehr niedrigen Dosis verabreicht. Bildgebende Methoden zeigten die Auflösung des Thrombus innerhalb von 3–4 Tagen. Einen Monat nach dieser Therapie war die Mortalitätsrate von 80 % auf 60 % gesunken und der klinische Verlauf um etwa 35 % verbessert.

Neue technische Möglichkeiten erlauben die Überwachung der Blutversorgung des Gehirns von Schlaganfallpatienten direkt am Krankenbett. Damit werden Patienten belastende Verschiebungen in andere Kontrollzentren erspart, und nötige Maßnahmen können ohne Zeitverlust eingeleitet werden.

Rehabilitation nach Hirnschlag

Die weitreichenden Auswirkungen eines Hirnschlags können durch gezielte Therapien vermindert werden, was hohe Anforderungen sowohl an die Geduld und Ausdauer der Betroffenen als auch an die Fachkompetenz und Menschenkenntnisse der Therapeuten stellt. Für die Prognose des weiteren Verlaufs nach einem Hirnschlag ist es von größter Bedeutung, dass in den drei Monaten nach dem Hirnschlag eine eventuell vorhandene Depression erfasst und behandelt wird. Eine erfolgreiche Behandlung der Depression verbessert die Lebenschancen und verhilft Patienten zu einer positiven Einstellung, die ihnen die nötige Kraft und Ausdauer für das oft anstrengende Rehabilitationstraining gibt. Wichtig dabei ist die emotionale Unterstützung durch Angehörige und Freunde. Dies ermutigt Menschen mit einem Hirnschlag zum Weitermachen mit der Rehabilitation.

Jedes Rehabilitationsprogramm muss umfassend sein und die Lebensumstände, den Gesundheitszustand, die kognitiven Fähigkeiten und das individuelle Temperament des Patienten berücksichtigen. Das Temperament umfasst Ausdauer, Motivation und die Tendenz zum Optimismus oder Pessimismus. Für einige Patienten ist viel Aufmunterung nötig, weil sie wenig Selbstvertrauen haben. Andere nehmen selbständig und energisch schwierige Aufgaben als Herausforderung an.

Training von Muskeln und Koordination: Physiotherapie

Ein wichtiges Trainingsmittel für das sichere Gehen ist das Laufband (Treadmill), wobei das Training nicht nur das Gehen verbessert, sondern auch den Herzkreislauf stärkt. Untersuchungen haben gezeigt, dass auch ein Training, das nach 6 Monaten nach dem Hirnschlag begonnen wird, noch einen positiven Effekt auf die Rehabilitation hat. Ein Geh-Training, das die Koordination von Arm- und Beinbewegungen beinhaltet, verbessert deutlich Gehsicherheit, Geschwindigkeit und Gleichgewicht. Muskeln, die nicht gebraucht werden, werden schwach. Neben Geh-Training müssen deshalb auch die Beinmuskeln speziell trainiert werden.

Eine weitere Entwicklung des Laufbandtrainings ist die Unterstützung durch Apparate, die mittels Computersimulation der Umgebung (virtuelle Realität) Patienten das Gefühl geben, sich durch eine abwechselnde, «echte» Umwelt zu bewegen. Der Einbezug der «virtuellen Realität» hat einen nachweisbaren positiven Effekt auf Gehgeschwindigkeit, Gehsicherheit und Freude an der Bewegung, was die Trainingsmotivation erhöht.

Die Plastizität des Gehirns macht Rehabilitation möglich

Früher galten Schädigungen des Gehirns als nicht mehr rückgängig zu machen, da tote Nervenzellen nicht wieder lebendig gemacht werden können. Es bestehen aber heute Beweise, dass verbleibende Zellen zu neuem Wachstum angeregt werden können. Körperliche Aktivität regt das Auswachsen von Verästelungen an den Nervenzellen an und führt zur Bildung von neuen Verbindungen. Dank dieser durch Gen-Expression ermöglichten Plastizität kann die Aktivität verlorengegangene Hirnfunktionen – entweder ganz oder mindestens zum Teil – wieder herstellen. Hier spielt das Ausmaß der Schädigung eine große Rolle.

In den letzten Jahren hat eine konsequent durchgeführte Methode beachtliche Erfolge gezeigt – sogar bis 17 Jahre nach einem Hirnschlag. So wurde nicht wie früher der linke Arm und die Hand trainiert, um die verlorene Funktion der betroffenen rechten Seite zu kompensieren, sondern es wurde statt dessen versucht, die gelähmte Seite zu aktivieren. Dazu wurden der linke Arm und die linke Hand eingebunden, so dass der Patient diese Seite nicht gebrauchen konnte. Die Prozedur wurde während 80–90 % der wachen Zeit durchgeführt. Zusätzlich wurde die rechte Seite stundenlang intensiv in Physiotherapie trainiert.

Schon nach Wochen zeigte der Patient Fortschritte im Gebrauch der rechten Hand, die ihn zum Weiterüben motivierten. Der Erfolg konnte auch direkt im Gehirn nachgewiesen werden, indem vermehrte Aktivierung in der geschädigten linken Hirnhälfte festgestellt wurde.

Technische Mittel für zu Hause und den Alltag

Da viele Patienten nach einem Hirnschlag nur über beschränkte Möglichkeiten verfügen, ihren Wohnort zu verlassen, lohnt es sich, die neue Computer- , Telefon- und Fernsehtechnologie einzusetzen. Ein Virtuelle-Realitäts-Programm kann zum Beispiel im Wohnzimmer des Patienten installiert werden und die Daten ins Rehabilitationszentrum übermittelt werden. Zwischen Zentrum und Heimstation kann via «Teleconferencing» kommuniziert werden.

Neben den vielen Hilfsmitteln für Personen mit Gehschwierigkeiten und den speziellen Geräten zum Greifen, sich Anziehen und zum Ausführen kleinerer Küchenarbeiten gibt es auch technische Hilfsmittel für Menschen, die nicht reden können. Auf einer mobilen, kompakten Tastatur können Wörter und Sätze eingetippt werden, die dann über einen eingebauten Lautsprecher wiedergegeben werden. Videospiele dienen nicht nur als Zeitvertreib für junge Menschen: Viele Computerspiele können individuellen Bedürfnissen angepasst und als Unterstützung der Ergotherapie angewendet werden. Ein Beispiel ist ein Programm zum Trainieren von Greifbewegungen und dem Drehen des Unterarms.

In einem weiteren Programm lernt ein Patient mit einer einseitigen Lähmung durch die Beobachtung des Spiegelbildes seines gesunden

Arms, seine Bewegungen mit dem betroffenen Arm zu kontrollieren. Diese Technik setzt die Aktivität von so genannten Spiegelneuronen im Gehirn voraus. Diese reagieren auf Bewegungen und Gesichtsausdrücken von anderen Menschen und ermöglichen eine Imitation.

Mit ihren abwechslungsreichen Sequenzen mit lebhaften Farben und Tönen können Computerspiele Neugierde und Spielfreude erwecken. Fehlschläge werden geduldig gemeldet und Erfolge sofort mitgeteilt, was die Motivation der Patienten steigert.

Musik und Therapie

Eine soeben publizierte Studie liefert neue Erkenntnisse über Musik als Unterstützung einer neuropsychologischen Therapie in der akuten Erholphase nach einem Hirnschlag. Zusätzlich zur regulären Therapie hörte eine Patientengruppe täglich über den Zeitraum von zwei Monaten selbst ausgewählte Musikstücke, eine Gruppe hörte Audiobücher, eine Gruppe hatte nur die Standardtherapie. Die Patienten in der Musikgruppe zeigten eine bessere Wiederherstellung des Sprachgedächtnisses und der Aufmerksamkeit und eine positivere Grundstimmung. Es ist möglich, dass die Musik die Nervenzellen in den betroffenen Gebieten stimuliert und sie zum Reparieren der beschädigten Netzwerken anregt oder dass die Musik ihre Hauptwirkung auf die Netzwerke im Gehirn hat, die eine Rolle in Gefühls- und Belohnungsprozessen spielen. Obwohl man nicht annehmen kann, dass die Musik für alle Patienten gleich wirksam ist, lohnt es sich, diese Methode zu probieren.

Menschen mit halbseitiger Lähmung nach einem Hirnschlag, die ohne Hilfsmittel gehen können, können mittels einer Musik-Motor-Feedback-Therapie ihre Gehgeschwindigkeit und -sicherheit verbessern. Das Musikstück wird Takt für Takt nach dem Fersenschlag des Patienten zurückgespielt. Im Verlauf des Trainings werden die Schläge mit dem Rhythmus der Musik koordiniert. Sogar das «Abspielen» einer Melodie im Kopf fördert die Schrittsicherheit.

Ein Blick in die Zukunft

Im Kapitel 2 wurde von den Vorläufern (Stammzellen) von Nervenzellen gesprochen, die auch im Gehirn des Erwachsenen vorhanden sind.

Diese könnten theoretisch angeregt werden, sich in Neuronen zu entwickeln und die abgestorbenen Zellen zu ersetzen. Des weiteren wird auch diskutiert, ob nicht Stammzellen von 5–8 Tage alten Embryonen zur Transplantation verwendet werden können, weil diese sich zu verschiedenen Typen von reifen Zellen entwickeln können. Es bestehen allerdings noch erhebliche ethische, medizinische und soziale Fragen, die vorerst noch zu lösen sind.

Neurale Prothesen (Chips)

Eine weitere Möglichkeit, an der heute gearbeitet wird, sind Computer Chips, die dem Patienten eingesetzt werden und die ihm ermöglichen, einen Computer-Cursor auf einem Bildschirm mit bloßen Gedanken zu steuern. Dafür wird eine Haube mit 64 Elektroden auf den Kopf eines Patienten gesetzt. Die Elektroden empfangen elektrische Impulse seines Gehirns und senden Signale an den Computer. Einfache Bewegungen können auf diese Weise gesteuert werden.

Erfreuliche Fortschritte in Vorbeugung und Rehabilitation

Ein erfreuliches Resultat wurde 2004 im bekannten medizinischen Journal «Lancet» publiziert. Die Autoren verglichen die Häufigkeit von Hirnschlägen und Streifungen in Oxfordshire, England, von 1981–1984 und von 2002–2004. In der Spanne von 20 Jahren stieg die Bevölkerung über 75 Jahren um 33 %. Man hätte demnach eine Zunahme der Erkrankungen um etwa 33 % erwartet. In Wirklichkeit nahm aber die absolute Zahl um 10 % ab. Das Risiko für eine schwere bleibende Behinderung nahm in dieser Zeit um 40 % ab. Die Erfolge sind auf mehrere Faktoren zurückzuführen: gesundheitliche Vorbeugungsmaßnahmen, Verbesserungen der Soforttherapie, Erkenntnisse aus der Hirnforschung und umfassende Rehabilitationsprogramme.

Parkinson-Krankheit

Die Parkinson-Krankheit beginnt im Allgemeinen zwischen dem 65. und 69. Lebensjahr, selten erst später, und betrifft 1–3 % der Menschen über 80 Jahren. Erste Symptome sind meistens Zittern der Hände (etwa 4–5 mal pro Sekunde) in Ruhe, später zeigen sich langsame Bewegungen, Steifheit des Körpers, Schwierigkeiten mit dem Gleichgewicht und Verminderung der automatischen Bewegungen wie Armschwingen beim Gehen oder Speichel schlucken. Das Zittern der Hände verschwindet typischerweise bei Bewegungen. Gelegentlich bleiben Patienten am «Boden kleben»: Sie sind blockiert für eine gewisse Zeit und nicht mehr fähig, ihre Bewegung auszuführen.

Neben Bewegungsstörungen können auch Verhaltensänderungen auftreten, wie Ängstlichkeit, Passivität, und eine Verlangsamung der Denkprozesse. Bei etwa drei von zehn Patienten sind die geistigen Leistungen betroffen, und die Abnahme der geistigen Fähigkeiten kann zu einer später auftretenden Demenz führen. Etwa die Hälfte der Patienten leidet zusätzlich an einer Depression. Diese wird oft übersehen, da das «maskenhafte», starre Gesicht den depressiven Gesichtsausdruck verdeckt. Eine konsequente Behandlung der depressiven Symptome kann die Lebensqualität des Patienten erheblich verbessern.

Bei 5–10 % der Parkinsonfälle ist ein genetischer Komponente festzustellen. Bei den anderen Fällen sind die Ursachen weitgehend unbe-

Tabelle 16: Symptome der Parkinson-Krankheit

- Zittern in Ruhe und vor Beginn einer gewollten Bewegung
- Muskelsteifheit
- verlangsamte oder blockierte Bewegungen
- Gehstörungen
- gebeugte, fixierte Haltung
- Sprechstörungen

Mögliche Zusatzsymptome:

- Depression
- Ängstlichkeit
- Apathie, Tagesmüdigkeit
- Psychosen
- Demenz
- Schlafstörungen
- Riechstörung
- Schmerzen

kannt. Schädigende Umwelteinflüsse wie Pestizide oder die Einnahme von Drogen können eine Rolle spielen, auch Störungen des Energieumsatzes in den Nervenzellen. Das Absterben von Dopamin produzierenden Neuronen im Stammhirn führt zu einer starken Abnahme von Dopamin in den Basalganglien, die wichtig für die Auslösung und Feinabstimmung von Bewegungen sind. Ist das Frontalhirn zusätzlich betroffen, werden die Denkprozesse negativ beeinflusst.

Eine Heilung der Krankheit ist noch nicht möglich, aber viele Symptome können erfolgreich bekämpft und der Verlauf der Krankheit verlangsamt werden. Körperliche und geistige Aktivität haben einen positiven Einfluss. Dabei ist die Unterstützung von Angehörigen und Selbsthilfegruppen unerlässlich, damit Patienten Mut für ihren Einsatz haben und sich nicht in die Einsamkeit zurückziehen. Physio- und Ergotherapie helfen den Patienten, Beweglichkeit und Gleichgewicht zu verbessern und somit ihre vor der Erkrankung ausgeübten Tätigkeiten so weit wie möglich weiter auszuführen.

Das fehlende Dopamin kann medikamentös ersetzt werden. Es wird eine Vorstufe des Neurotransmitters verabreicht, der im Körper in Dopamin umgewandelt wird und in die Basalganglien gelangt. Dies kann während Jahren eine beinahe normale Lebensqualität ermöglichen. Weil diese Therapie nach fünf Jahren zu Komplikationen führen kann, sucht die Forschung nach neuen Medikationen.

Wenn Medikamente nicht mehr wirken, kann die Direktstimulation von Hirnzentren das Zittern unterdrücken und motorische Störungen wie Geh- und Sprechschwierigkeiten vermindern. Dafür werden kleine elektronische Geräte direkt im Gehirn eingesetzt und individuell angepasst. Neue bildgebende Methoden ermöglichen einen besseren Einblick ins Gehirn, um die Lokalisation und Art der Neurotransmitterstörung festzustellen. Dies ist besonders wichtig, um die Diagnose in einem Frühstadium zu stellen, bevor die Abbauerscheinungen im Gehirn fortgeschritten sind. Eine Therapie kann somit früh einsetzen und zusammen mit einer klinischen Überwachung den Zustand des Patienten optimieren.

Weitere Therapiemöglichkeiten sind am Horizont doch noch im experimentellen Stadium. Diese umfassen die Transplantation von Stammzellen und Dopamin herstellenden Zellen, den Einsatz von Neuronenschutzstoffen, Vitaminen und Gentherapie.

Depression

Depression ist keine Alterskrankheit. Sie kommt gleich häufig vor nach dem siebzigsten Lebensjahr wie vor dem siebzigsten und ist sehr ernst zu nehmen. In der WHO-Liste der globalen Belastung von Krankheiten stehen Depressionen 1990 an vierter Stelle; es wird geschätzt, dass sie im Jahr 2020 an zweiter Stelle stehen werden. Während die Häufigkeit von Depressionen bei Menschen unter 80 Jahren abnimmt, steigt sie in der Altersgruppe über 80 Jahren.

Depressionen sind ganz klar von Trauer oder kurzen Phasen der Melancholie zu unterscheiden. Etwa 16 Prozent der Menschen über 60 Jahren erleben eine Phase der verminderten Lebensfreude und Aktivität, in der ihnen die Welt für kurze Zeit «grau in grau» erscheint.

Eine Depression wird diagnostiziert, wenn die schweren Symptome mehrere Wochen lang anhalten. Eine Person, die unter einer Depression leidet, zeigt einen Verlust an Lebensfreude, Interesse und Aktivität. Sie fühlt sich wertlos oder leer. Sie verliert die Fähigkeit, soziale Kontakte zu suchen und zu genießen. Sie will nicht planen und will nichts unternehmen. Gedanken an Suizid können auftreten und sind ernst zu nehmen. Etwa ein Drittel der Depressionen werden als schwer, zwei Drittel als leicht bis mittelschwer bezeichnet.

Depressionszustände können allein auftreten oder zusammen mit anderen Krankheiten. In Verbindung mit Krankheiten wie Demenz und Parkinson oder nach einem Hirnschlag können Depressionen die Sym-

Tabelle 17: Die vielfältige Symptomatik einer Depression

emotional:	gedrückte, traurige Verstimmung, Pessimismus
kognitiv:	negatives Selbstkonzept Selbstvorwürfe, Grübeln Konzentrationsverlust
Motivation:	vermindertes Interesse Antriebslosigkeit Entscheidungsunfähigkeit
körperlich:	herabgesetzte Aktivität Müdigkeit Schlaflosigkeit oder zu viel Schlaf verstärkter oder verminderter Appetit

ptome verschlimmern und den Therapieerfolg vermindern. Die Vererbung spielt eine größere Rolle bei den früh einsetzenden Depressionen als bei Depressionen, die erst im höheren Alter auftreten. Bei Menschen mit Migräne, vor allem Männern, ist das Depressionsrisiko größer als bei Menschen ohne Migräne.

Bei Menschen mit einer leichten kognitiven Einschränkung (MCI) wird oft gleichzeitig eine Depression festgestellt. Wenn die Depression zur «melancholischen» Form gehört und die Symptome über einen Zeitraum von zwei bis drei Jahren dauern, haben diese Menschen ein höheres Risiko für eine spätere Alzheimer-Krankheit als Patienten, deren Symptome nicht die einer melancholischen Depression sind oder nur von kurzer Dauer sind.

Eine Depression ist eine Krankheit des Gehirns. Bei schweren Depressionen ist der Neurotransmitter-Stoffwechsel gestört. Die Tatsache, dass Depressionen häufig zusammen mit Herzkreislaufstörungen im Alter auftreten und dass Patienten mit Autoimmunkrankheiten ein höheres Risiko für Depression haben, führt zur Hypothese, dass eine Schwächung des Immunsystems eine Rolle bei Depressionen im Alter spielt.

Depression: Mögliche Ursachen im Alter

- Chronischer Stress: HPA-Axis: Hypothalamus-Hirnanhangdrüse-Nebennierendrüse (Adrenal)
- Neurotransmitterstörung
- Gefässerkrankungen
- Entzündungsprozesse

Eine Depression äußert sich verschieden bei Männern und Frauen. Bei Frauen steht eine gedrückte Stimmung im Vordergrund. Bei Männern ist es vorwiegend eine deutliche Verminderung der Stresstoleranz. Auch Reizbarkeit, Aggressivität und verstärktes Suchtverhalten sind häufige Merkmale der Depression. Dazu gesellen sich bei Frauen und Männern körperliche Symptome wie Herzklopfen, Schwitzen, Engegefühle im Brustraum – was manchmal als «innerer Krawall» beschrieben wird. Frauen leiden etwa doppelt so häufig an Depressionen wie Männer. Eine mögliche Erklärung dafür könnte die Tatsache sein, dass Frauen

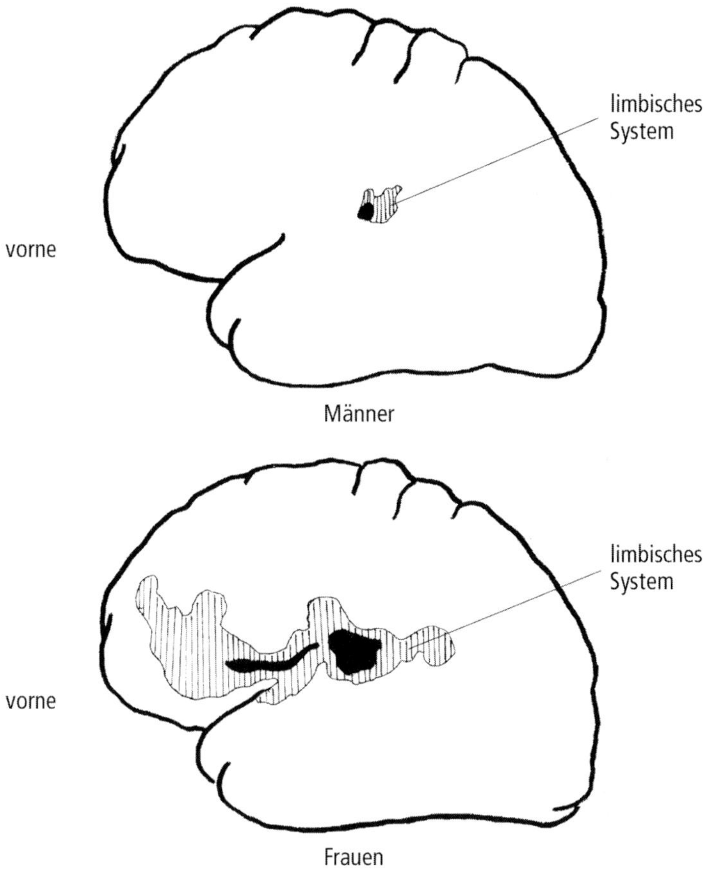

Abbildung 25: *Hirnaktivität beim Anblick trauriger Bilder*

im Allgemeinen auf traurige Situationen stärker in ihrem Gefühlssystem reagieren als Männer. In einer Studie wurden Männer und Frauen gebeten, das Bild des gleichen traurigen Ereignisses anzuschauen. Während dieser Zeit wurde im PET-Gerät die Durchblutung in ihrem Gehirn gemessen. Es stellte sich heraus, dass bei Frauen die Zunahme der Durchblutung (als Zeichen der Aktivierung) im limbischen System im Durchschnitt achtmal stärker war als bei den Männern (Abb. 25).

Es könnte sein, dass die bei den Frauen festgestellte stärkere Belastung des Gefühlssystems mit der Zeit zu einer Erschöpfung des Systems und damit zu depressiven Verstimmungen führt. Die Tatsache, dass Depressionen häufiger bei Frauen vorkommen als bei Männern, könnte auch auf Unterschiede in der Neurotransmitteraktivität zurückzuführen sein. Wie wir im Kapitel 1 erwähnt haben, zeigen Frauen eine niedrigere Serotoninbildung als Männer, und eine niedrige Serotoninproduktion ist ein Merkmal einer Depression.

Behandlungsmöglichkeiten – Licht im Dunkel

Heute können Depressionen dank wirksamen Therapien besser angegangen werden als früher. Bei einer guten medizinischen Kontrolle und psychologischen Betreuung kann mehr als der Hälfte der Depressionspatienten signifikant geholfen werden. Wichtig ist es, die Symptome nicht zu verdrängen oder zu übersehen. Die Therapie ist so früh wie möglich zu beginnen, um dem Menschen zu helfen, aus seiner Not herauszukommen. Da es den Patienten mit schweren Depressionen häufig an Motivation fehlt, aktiv etwas gegen ihre Krankheit zu unternehmen, kann es notwendig sein, sie mit Hilfe von Psychopharmaka vorerst auf eine psychotherapeutische Behandlung einzustimmen. Psychopharmaka korrigieren die Neurotransmitterstörung. Anschließend kann dann die Psychotherapie ihre Wirkung besser entfalten.

Eine wichtige Studie zeigte, dass die Kombination von Psychopharmaka und Psychotherapie zu den besten Resultaten führt (Tab. 18). 75 % der Patienten und Patientinnen, bei denen Psychopharmaka und Psychotherapie gemeinsam eingesetzt wurden, zeigten keine Rückfälle

Tabelle 18: Depressionen bei älteren Menschen: Pille oder Psychotherapie? – Beides!

Art der Behandlung	keine depressiven Rückfälle innerhalb von 3 Jahren
Psychopharmaka + Psychotherapie	75 %
Psychopharmaka allein	57 %
Psychotherapie + Placebo	36 %
Placebo allein	10 %

Quelle: JAMA 1999

innerhalb von drei Jahren. Wurden Psychopharmaka ohne Psychotherapie eingesetzt, verminderte sich der Erfolg der Therapie auf 57 %. Wenn Psychotherapie alleine angewandt wurde, zur Kontrolle jedoch mit einer Tablette, die keinen Wirkstoff enthält (Placebo), hatten nur 36 % der Patienten keinen Rückfall innerhalb der drei Jahre. Ein Placebo allein schließlich brachte nur in 10 % der Fälle einen Erfolg.

Ein totaler Motivationsverlust bei alten Menschen ist nicht unbedingt ein Symptom einer Depression. Chronische Krankheiten können auch zur Erschöpfung, zu einem Rückzug aus sozialen Kontakten führen und zur Ablehnung eines persönlichen Einsatzes. Antidepressiva können hier trotzdem Hilfe bieten.

In leichteren bis mittelgradigen Formen der Depression kann eine Psychotherapie allein zu positiven Ergebnissen führen. Eine neue Studie (2008) verglich die Wirkung eines Medikaments, das die Serotoninwiederaufnahme hemmt, und einer psychodynamischen Psychotherapie über einen Zeitraum von vier Monaten. Die Resultate für die zwei Gruppen waren ähnlich: eine deutliche Verbesserung der Funktionsfähigkeit und volle Remission für vier Monate. In jedem Fall ist eine regelmäßige medizinische und psychologische Überwachung unerlässlich. Bei bis zu einem Drittel der schweren chronischen Depressionen versagen sowohl medikamentöse wie psychotherapeutische Behandlungen. In diesen Fällen kann die elektrische Stimulation des Vagusnervs einen positiven Effekt auf die Lebensqualität haben.

Die kognitive Psychotherapie hat sich bei älteren und betagten Menschen bewährt. Diese Methode ist eine strukturierte und zeitlich begrenzte Behandlung, welche sich auf die Auseinandersetzung mit Alltagsproblemen von depressiven Menschen konzentriert. Das Ziel besteht darin, dass die Menschen sich ihrer negativen, oft festgefahrenen Gedanken bewusst werden, um sie dann zu durchbrechen und zu neuen Wahrnehmungen und Verhaltensmustern zu gelangen. Sie erfahren somit neue Standpunkte und lernen, neue Problemlösungen zu suchen. Die Therapie ist als Einzel- oder auch als Gruppentherapie wirksam.

Weil Schlafstörungen ein häufiges Symptom bei einer Depression sind, wird ein Zusammenhang zwischen Schlaflosigkeit und Depression vermutet. Patienten mit einer leichten Depression erhielten sechs Sitzungen einer Verhaltenstherapie mit dem Ziel, ihren Schlaf zu verbessern. Nach drei Monaten haben sich ihre Einschlafzeit, Aufwachzeit und Schlafdauer verbessert. Gleichzeitig nahmen ihre Depressionssymptome ab, was für einen tatsächlichen Zusammenhang spricht.

Interessant ist die Wirkung einer «Wachtherapie» (früher Schlafentzug genannt). Sie wird heute zusammen mit Psychopharmaka und Lichttherapie zur Behandlung von sowohl saisonalen wie auch nicht-saisonalen Depressionen eingesetzt.

Patienten mit einer schweren Depression, die mit Psychopharmaka behandelt wurde, hörten zusätzlich beruhigende Musik für 30 Minuten jeden Tag für zwei Wochen, während die Kontrollgruppe nur die Medikamente erhielt. Am Ende der zwei Wochen hatten die Symptome der Menschen in der ersten Gruppe mehr abgenommen als in der Gruppe ohne Musik.

Die therapeutische Wirkung von körperlicher Bewegung sollte nicht unterschätzt werden. Schon dreimal 20 Minuten pro Woche körperlicher Aktivität von einer mittleren Intensität kann Depressionssymptome nachweisbar lindern. Die körperliche Aktivität umfasst viele Arten: Joggen, schnelles Gehen, Schwimmen, Tanzen. Auch Garten- oder Hausarbeiten erfüllen die Bedingungen.

Neue Strategien können helfen, den Alltag zu bewältigen, zum Beispiel realistische, erreichbare Ziele aufstellen, größere Aufgaben in kleinere Schritte aufteilen und die «guten» Tageszeiten erkennen und ausnützen. Es ist äußerst wichtig, Hilfe sofort aufzusuchen, wenn man sich überfordert fühlt.

Eine wertvolle Unterstützung für Menschen mit einer Depression sind zwischenmenschliche Beziehungen, Angehörige und Freunde, die zuhören und helfen, wenn der Alltag zu viel wird. Studien haben aber auch gezeigt, dass ältere Menschen, die sich freiwillig für das Wohl Anderer einsetzen, zum Beispiel Patienten in einem Pflegeheim helfen, ein geringeres Risiko für Depression haben als Menschen, die sich nicht sozial engagieren.

Angstkrankheit: Wenn Ängste außer Kontrolle geraten

Angst ist eine natürliche menschliche Emotion und sehr nützlich als Warnung vor ernsthaften Gefahren. Wenn Ängste aber übermäßig werden und das Leben beherrschen, auch ohne ersichtliche Gründe für diese Gefühle, spricht man von einer Angstkrankheit. Etwa 5 % der Menschen sind im Verlauf ihres Lebens davon betroffen, Frauen doppelt so häufig wie Männer. Krankhafte Ängste können als Begleitsymptom einer Depression auftreten oder in einer schweren Form zu einer Depression führen. Ähnlich wie bei der Depression leiden die Betroffenen oft unter Schlaflosigkeit, Muskelverspannungen, dumpfen Schmerzen und Darmstörungen. Es besteht in etwa der Hälfte der betroffenen Menschen eine genetische Komponente, aber auch schwere traumatische Erlebnisse können dazu führen.

Die Angstkrankheit resultiert aus einem gestörten Angst-Schaltkreis, zu dem die Amygdala gehört. Die Amygdala bleibt erregt und sendet Impulse an die anderen Hirnorgane, ohne dass die Wirkung dieser Signale von der Hirnrinde gebremst wird.

Eine umfassende medizinische Untersuchung ist der erste Schritt, um verschiedene körperliche Ursachen auszuschließen. Der/Die Patient/in braucht die verständnisvolle Unterstützung von Angehörigen und Freunden. Fachleute wie Psychologen und Psychiater können beigezogen werden. Die Angstkrankheit benötigt unter Umständen für kurze Zeit eine Behandlung mit Psychopharmaka. Die kognitive Verhaltenstherapie hat sich bewährt. Patienten lernen, ihre Ängste und ihre körperlichen und psychologischen Reaktionen darauf besser zu verstehen und unter Kontrolle zu bringen. Damit durchbrechen sie die alten Angst-Schaltkreise und bauen neue, konstruktive, Schaltkreise auf.

Wenn die Bewältigung des Alltags zu viel wird: Hilfe zu Hause, in der Pflegeabteilung oder im Pflegeheim

Die Betreuung von Menschen, die den Alltag zu Hause nicht mehr allein bewältigen können, wird angesichts der steigenden Zahl von Menschen im hohen Alter zu einer gewaltigen Herausforderung für die Gesellschaft und zwingt sie, nach neuen Lösungen zu suchen. Zwar sind große Fortschritte in Bezug auf Prävention und Rehabilitation erzielt worden. Doch wird es immer noch eine große Anzahl Menschen geben, die auf die direkte Hilfe von anderen Menschen angewiesen ist.

Um eine möglichst lange selbständige Lebensweise zu ermöglichen, drängt sich eine Einschätzung der Gesamtsituation durch speziell ausgebildete geriatrische Fachpersonen auf. Die Einschätzung umfasst sowohl medizinische wie auch soziale und praktische Faktoren, zum Beispiel Gangstabilität, Sinneswahrnehmung, Einkaufsmöglichkeiten, Transport, Beleuchtung, Sturzgefahren im Haushalt. Steht Hilfe und Betreuung zur Verfügung, sind Angehörige der Aufgabe gewachsen, können zusätzliche Hilfsdienste in Anspruch genommen werden? Was geschieht bei einem medizinischen Notfall oder Unfall? Eventuell sind Hausbesuche einzuplanen oder ein Alarmsystem einzurichten. Besonders wichtig sind die Wünsche der betroffenen Person und seine Einsichtsfähigkeit. Es geht darum, die optimale Lösung zu finden, sei es mit Hilfe zu Hause, im Altersheim oder im Pflegeheim.

Die deutsche Pflegeversicherung unterscheidet zwischen drei Pflegestufen: 1. Erheblich pflegebedürftig: Personen brauchen mindestens einmal täglich Hilfe bei der Körperpflege, der Ernährung oder der Mobilität, 2. Schwerpflegebedürftige: Personen, die bei der Körperpflege, der Ernährung oder der Mobilität mindestens dreimal täglich Hilfe bedürfen, und 3. Schwerstpflegebedürftige: Personen, die rund um die Uhr der Hilfe bedürfen. Im jungen Alter überwiegen die Zahlen für die erste Pflegestufe. Diese Menschen können oft in der eigenen Wohnung oder in einer Senioren-Wohngruppe bleiben. Im hohen Alter nehmen die Zahlen für die beiden höheren Pflegestufen deutlich zu. Wenn die Pflegebedürftigkeitsstufe 3 (ganztägige Betreuung) zu Hause nicht mehr möglich ist, wird der Eintritt in die Pflegeabteilung eines Altenheims oder in ein Pflegeheim notwendig.

Die Behörden und Leiter von Pflegeheimen sind bestrebt, die Situation in Pflegeheimen ständig zu verbessern. Es gelten verbindliche Richtlinien, die ein Recht auf Würde und Achtung der Patienten garantieren. Im Rahmen ihrer körperlichen und geistigen Möglichkeiten sollen Patienten Entscheidungen treffen und am Alltagsgeschehen teilnehmen können. Ihre Persönlichkeit und ihre Urteilsfähigkeit sollen berücksichtigt werden. Die Wichtigkeit von körperlicher und geistiger Aktivität, von einer anregenden Umgebung und von einer Kontinuität zwischen Vergangenheit und Gegenwart, wird heute anerkannt. Für Abwechslung wird gesorgt: Es finden Ausstellungen und Konzerte statt, Begegnungen mit Kindern, Tee-Nachmittage mit Musik.

Doch wird der Eintritt in ein Heim nicht die Lösung für alle Menschen sein. Mit steigendem Alter steigt auch der Wunsch, in der eigenen vertrauten Umgebung zu bleiben. Eine Möglichkeit ist die stundenweise Betreuung zu Hause, mit verschiedenen Hilfspersonen, zum Beispiel für medizinische Leistungen, Spiele, Turnübungen, Vorlesen oder Begleitung auf Spaziergängen. Je nach Wohnverhältnissen und finanzieller Lage kommt eine Pflegeperson in Frage, die im Hause wohnt.

Neue Bedürfnisse führen zur Schaffung von neuen Pflegeinstitutionen. Eine ist die «Zwischenstation», die einen Aufenthalt von bis zu einigen Monaten ermöglicht, damit ein Patient oder eine Patienten sich nach der eigentlichen Rehabilitationsphase noch weiter erholen kann und sich für eine Rückkehr in die eigene Wohnung oder für den Eintritt in ein Pflegeheim entscheiden kann.

Eine Institution, die in den USA verbreitet ist, ist das «Alterstageszentrum». Die Besucher führen zu Hause immer noch einen Haushalt oder leben mit der erweiterten Familie zusammen. Sie verbringen den ganzen Tag oder einige Stunden im Zentrum. Mit ihren Kosten von durchschnittlich $ 60 pro Tag, inklusiv Morgen- und Mittagessen sowie Snacks, sind sie um einiges günstiger als Hauspflegedienste, deren Tagespauschalen von rund $ 150 für viele unerschwinglich sind. Im Zentrum gibt es individuell abgestimmte Tagesprogramme mit Bewegung, Handarbeit, Musik und Interaktionen mit Babys, Schulkindern und Haustieren. Entsprechende Institutionen gibt es mittlerweile in vielen europäischen Städten. Das Burgerspital Bern bietet Interessierten einen Gratis-«Schnuppertag» an, um die Einrichtungen kennen zu lernen. Die Tagespauschale von SFr. 60 beinhaltet Mittagessen und Zwischenmahlzeiten.

Kapitel 5

Das Altern gestalten – die praktische Seite

Elisabeth Brand, Julia Neukomms Mutter, steht nach dem Geburtstagsessen langsam auf. Für sie ist es selbstverständlich, an ihrem 95. Geburtstag ein paar Worte an ihre Gäste zu richten. Von Kleinkindern, Schülern und Jugendlichen über ihre erwachsenen Enkelkinder zu den schon ergrauten eigenen Kindern und Nichten und Neffen bis hin zu ihrem 90-jährigen Bruder sind alle Altersstufen und Generationen zu ihrem Fest gekommen. An einem Tischende sitzen ihre Freunde und Freundinnen: Maria, mit der sie jahrelang ins Altersturnen ging, Fredy, Rosmarie und Arthur, mit denen sie einmal in der Woche Karten spielt, und Erna, die sie in einem Englischkurs kennen gelernt hat. Auch die beiden Spitex-Frauen, die ihr bei der Bewältigung ihres Alltags stundenweise behilflich sind, hat sie zu ihrem Fest eingeladen.

Jemand schlägt mit dem Löffel an sein Glas, um die Gäste um Aufmerksamkeit zu bitten. Die Gespräche an den Tischen verebben, alle Blicke richten sich zur Jubilarin. Mit einem charmanten Lächeln beginnt Elisabeth Brand ihre Geburtstagsrede mit den Worten: «Die einzige Möglichkeit zu leben – ist älter zu werden ...»

Mit Bedauern stellt Elisabeth Brand manchmal fest, dass körperliche Beschwerden in den letzten zehn Jahren zugenommen haben. Trotzdem fühlt sie sich wohl und zufrieden. Sie hat sich an ihren Hörapparat gewöhnt, hat den Spazierstock akzeptiert und genießt die Ausflüge mit der Seniorengruppe. Sie freut sich, wenn die jüngeren Familienmitglieder sie um Rat bitten oder wenn die Kinder hören wollen, wie es bei ihr in der Schule war. Sie gestaltet ihren letzten Lebensabschnitt so gut wie sie kann.

Die Gestaltung des Alterns hat nicht zum Ziel, die Jugend zu imitieren. Vielmehr sollen vorhandene Ressourcen eingesetzt werden, um krankhaften Zuständen vorzubeugen und übliche Alterserscheinungen zu kompensieren, um dabei die gesunden Lebensjahre zu verlängern. Während ein besonders hohes biologisches Alter wesentlich von der Vererbung bestimmt wird, hängt das gestaltete Altern entscheidend vom individuellen selbst gewählten Lebensstil ab. Dank persönlichem Engagement kann diese Phase ein wichtiger und erfüllender Lebensabschnitt werden.

Darauf kommt es an:

- das Verstehen der Alterungsvorgänge
- das Wissen um die lebenslange Plastizität des Gehirns
- eine positive Lebenseinstellung.

Erlebnisse, Ansichten und Gewohnheiten aus dem bisherigen Lebenslauf haben einen Einfluss auf die Motivation, mit welcher das Altern angegangen wird. Wer erfahren hat, dass das eigene Tun und Lassen Konsequenzen hat, ist auch eher fähig, diese Erfahrungen in Taten umzusetzen. Wer gelernt hat, Frustrationen zu überwinden, gewinnt Ausdauer und Widerstandskraft gegen mögliche Rückschläge und Misserfolge – auch im Alter. Das individuelle Temperament ist nicht unerheblich. Menschen, die von Natur aus fröhlich, optimistisch und aufgestellt sind, fällt es leichter, Veränderungen im Leben von der positiven Seite zu sehen. Für Menschen, die eher pessimistisch sind und die glauben, zum Beispiel ein Problem sowieso nicht lösen zu können, ist es gut, sich bewusst zu werden, dass nicht das Problem an sich unlösbar ist, sondern dass ihre Persönlichkeit ein Hindernis ist. Dieses Bewusstwerden bedeutet einen ersten Schritt, die Lösung doch zu versuchen. Vielseitige Interessen, die im Verlauf des Lebens gepflegt worden sind, sind äußerst wichtig für die Lebensgestaltung im Alter.

Von großer Bedeutung für ein gesundes Alter sind das Wissen um die üblichen Alterungsvorgänge und das nötige Verständnis dafür. Dieses

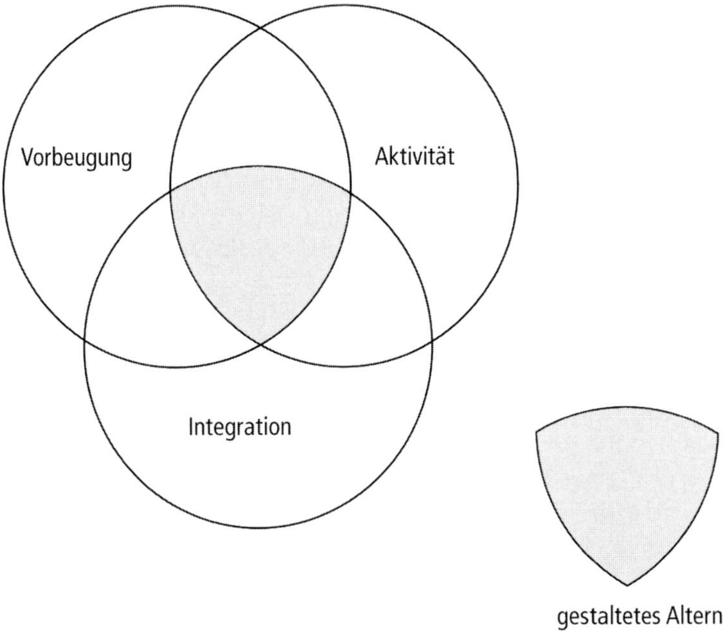

Abbildung 26: *Die drei Prinzipien.* Vorbeugung, körperliche und geistige Aktivität und Integration in die Gesellschaft führen zum gestalteten Altern.

Wissen kann helfen, unnötige Ängste zu vermeiden, und bewahrt vor unrealistischen Hoffnungen. Mit dem Wissen über Alterungsvorgänge kann jeder Mensch versuchen, seinen individuellen Umständen entsprechend seine Lebensführung zu gestalten. Dabei gilt es, die eigenen Stärken einzusetzen, anderen Menschen zur Seite zu stehen und, wenn nötig, selber auch fremde Hilfe anzunehmen.

Eine aktive Gestaltung des Alterns basiert auf den drei Prinzipien Vorbeugung, Aktivität und Integration **(Abb. 26)**. Die Vorbeugung bezieht sich auf Maßnahmen, die darauf zielen, künftige Einschränkungen zu vermindern. Körperliche und geistige Aktivität fördert Gesundheit und gibt dem Leben Sinn. Der Mensch ist ein soziales Wesen, das am besten in der Gemeinschaft gedeiht. Die Bereitschaft älterer Menschen, am Leben in der Gesellschaft konstruktiv teilzunehmen, wird gestärkt, wenn die Gesellschaft sie nicht nur akzeptiert, sondern sie aktiv ins Gemeinschaftsleben integriert.

Vorbeugen statt reparieren

Änderungen der Lebensweise in Verbindung mit der zunehmenden Anwendung von Vorbeugungsmaßnahmen zeigen Resultate. Neben der schon erwähnten relativen Abnahme der Zahl der Patienten mit einem Hirnschlag sank zwischen 1992 und 1999 die Anzahl der Pflegeheimeintritte um 22 %. Ebenfalls wurde 1990 zum ersten Mal festgestellt, dass die Zunahmerate von umfassender Pflegebedürftigkeit bei Menschen über 85 Jahren gesunken ist.

Doch herrschen in der Vorbeugung noch beträchtliche Lücken in Bezug auf das, was man eigentlich weiß und was man auch tatsächlich tut. In einer groß angelegten Studie in Deutschland, der Schweiz und England wurde mittels eines selbst auszufüllenden Fragebogens erhoben, wie viele der befragten Menschen über 65 Jahren sich bewusst sind, dass sie sich selber Risikofaktoren für Gesundheitsschäden aussetzen, und wie viele dieser Menschen wichtige Vorbeugemaßnahmen unterlassen. Das Ziel der Studie war die Unterstützung der Eigeninitiative im Rahmen der Gesundheitsförderung. Die Erhebung erbrachte wichtige Befunde, die für die Planung von Vorbeugungsmaßnahmen zu berücksichtigen sind (**Tab. 19**).

Tabelle 19: Selbst ausgefüllter Fragebogen zu Risikobeurteilung bei Menschen über 65 Jahren in Deutschland, Schweiz, GB

Ich setze mich den folgenden Risiken aus:	
zu viel Fettkonsum	25–45 %
zu wenig körperliche Aktivität	28–46 %
zu wenig soziale Aktivität	15–19 %
Meine Sehschärfe ist ungenügend.	17–38 %
Mein Gehör ist ungenügend.	24–25 %
Ich unterlasse folgende Vorbeugemaßnahmen:	
keine Cholesterinmessung	16–20 %
keine Zahnkontrolle	24–28 %
kein Hörtest	58–69 %
keine Grippe-Impfung	38–52 %

Tabelle 20: Geschätzte Lebensdauer

Start: 87 J	
• eher pessimistisch	– 5 J
• Familienmitglieder > 90 J	+ 10 J
• weniger als dreimal pro Woche 30 Min. zügiges Gehen, Krafttraining o. Ä.	– 5 J
• geistig aktiv	+ 5 J
• Übergewicht	– 7 J
• Rauchen	– 5 J

Am besten beginnt man schon in der Kindheit, das Gesundheitsbewusstsein zu fördern und sich gesunde Gewohnheiten auf spielerische Art im Alltag anzueignen. Es ist aber jetzt nicht zu spät anzufangen. Ein kleiner von den Versicherungsgesellschaften ausgearbeiteter Test gibt Ihnen die Gelegenheit, Ihre Lebensdauer anhand von wichtigen Gesundheitsfaktoren einzuschätzen (**Tab. 20**).

Eine Reihe vorbeugender Maßnahmen hilft, die Gesundheit und damit die Lebensqualität im Alter zu verbessern. Aber bevor wir sie im Detail besprechen, möchten wir Ihnen die Resultate einer groß angelegten Studie über Lebensstil und Lebensverlängerung nicht vorenthalten. Mehr als 20 000 Menschen im Alter von 45–79 Jahren ohne Krebskrankheiten oder Herzkreislaufbeschwerden wurden nach ihren Lebensgewohnheiten befragt. Für die Erfüllung der vier Bedingungen bekamen sie ein Resultat zwischen 0 und 4. Nach 11 Jahren wurden die Resultate sorgfältig ausgewertet. Menschen mit der Höchstzahl von 4 Punkten lebten im Durchschnitt 14 Jahre länger. Dies heisst aber nicht, dass sie ihrer Lebenserwartung zusätzliche Jahre *künstlich* hinzugefügt haben, sondern dass sie auf eine natürliche Weise die *lebensverkürzenden* Faktoren vermindert haben.

Lebensstil und Lebensverlängerung: Vier einfache Regeln

- 5 Portionen Obst oder Gemüse täglich
- nicht mehr als 1 Glas Alkohol pro Tag
- kein Rauchen
- tägliche körperliche Aktivität, Sport

Und nun zu den einzelnen Faktoren:

Vorbeugende Maßnahmen:

- regelmäßige ärztliche Kontrollen
- die Sinne schärfen
- Osteoporose vorbeugen
- Infektionsabwehr stärken
- Lungenfunktion steigern
- Ernährung beachten
- genügend schlafen
- Schmerz bekämpfen
- Unfälle zu Hause verhindern
- Hilfsmittel einsetzen

Regelmäßige ärztliche Kontrollen: Mindestens einmal im Jahr sollte sich jeder ältere Mensch einer umfassenden ärztlichen Kontrolle unterziehen. Dabei ist es wichtig, Gewohnheiten, Ängste, Hoffnungen und Risiken zu besprechen. Es empfiehlt sich, vor diesem Arztbesuch eine Liste mit den wichtigen Fragen und sämtlichen eingenommenen Medikamenten vorzubereiten.

Neben einer allgemeinen Untersuchung misst der Arzt Körpergewicht, Blutdruck, Blutzucker, Blutfette. Dazu wird ein Elektrokardiogramm abgeleitet, und eventuell werden Röntgenbilder gemacht. Die notwendigen Maßnahmen werden besprochen und eingeleitet. Wenn man zu Hause die Empfehlungen sofort aufschreibt, merkt man schnell, ob man alles verstanden hat. Wenn nicht, sollte man keine Hemmungen haben nachzufragen.

Das Körpergewicht sollte weder zu hoch noch zu niedrig sein. Als praktisches Maß hat sich der Body-Mass-Index (BMI) etabliert. Dieser wird folgendermaßen berechnet: Körpergewicht in Kilogramm dividiert durch Körpergröße in Metern im Quadrat. Zum Beispiel: Sie sind 80 kg schwer und 1,80 m groß. Rechnen Sie $80 \div 1{,}80^2 = 24{,}7$. Ein BMI unter 18,5 gilt als untergewichtig. Personen mit einem BMI zwischen

Tabelle 21: Risikofaktoren

BMI	> 24,9
Blutdruck	> 140 mmHg / 90 mmHg
Bauchumfang	Frauen: > 88 cm Männer >102 cm

18,5 und 25 gelten als normalgewichtig, solche mit einem BMI zwischen 25 und 30 als übergewichtig, mit einem BMI über 30 als fettleibig. Auch ein großer Bauchumfang ist ein Gesundheitsrisiko. Für Neuseeland ist deshalb ein Bauchumfang von mehr als 88 cm für Frauen und 102 cm für Männer ein Grund, die Einwanderungserlaubnis zu verweigern. Übergewicht und Fettleibigkeit erhöhen das Risiko für Kreislaufstörungen, hohen Blutdruck und Diabetes. Die Reduktion des Übergewichtes sollte nicht allein durch eine Reduktion der fettreichen Nahrungsaufnahme erreicht werden, sondern in Verbindung mit regelmäßiger körperlicher Aktivität.

Enorm wichtig ist es, auf den Blutdruck zu achten. Das Senken eines zu hohen Blutdrucks ist eine wesentliche Maßnahme zur Vorbeugung eines Hirnschlags. Bei Übergewicht kann schon eine Gewichtsabnahme helfen. Wenn dies nicht genügt, gibt es heute wirksame Medikamente, um den Blutdruck zu senken. Auch bei Menschen über 80 Jahren lohnt es sich, hohen Blutdruck zu behandeln. Neue Studien haben gezeigt, dass dies die Anzahl der Schlaganfälle und Todesfälle signifikant vermindert.

Chronischer Stress kann den Blutdruck erhöhen und Änderungen im Lebensstil nötig machen. Stress hat aber auch mit Temperament zu tun, und Menschen sind in ihrer Empfindung von Stress sehr individuell. Interessante Untersuchungen haben sogar gezeigt, dass Blindenhunde, die leichter unter «Stress» geraten, einen höheren Blutdruck zeigen als Blindenhunde, die eher gelassen bleiben.

Ablagerungen in den Gefäßen können auch zu hohem Blutdruck führen. Um diese zu vermeiden, sollte man die Fetteinnahme begrenzen und auf gutartige Fettsorten achten, die den Cholesterinspiegel senken. Viel Bewegung ist auch wichtig. Das Rauchen sollte man am besten aufgeben. Ein Glas Rotwein pro Tag wird gelegentlich als angenehmes Mittel gegen Arterienverkalkung empfohlen. Eine Möglichkeit, den Blutdruck vorübergehend zu senken, sind entspannende Atemübungen: 15 Minuten langsames, tiefes Atmen.

Wird jedoch bei der Untersuchung ein zu niedriger Blutdruck festgestellt, ist das auch zu berücksichtigen. Eine Untersuchung in Skandinavien bei 80- bis 102-Jährigen fand einen Zusammenhang zwischen kognitiven Defiziten und zu niedrigem Blutdruck.

Die Sinne schärfen: Weil wir so viele Informationen mit den Augen und Ohren aufnehmen, lohnt es sich besonders, diesen Fenstern zur Außenwelt Beachtung zu schenken. Die mit dem üblichen Altern verbundene Verminderung der Sehkraft kann durch eine passende Brille kompensiert werden. Zudem steigt schon ab 40 Jahren, oft unbemerkt, das Lichtbedürfnis an. Wer die Räume nicht genügend beleuchtet, lebt in einer düsteren Umgebung, hat ein erhöhtes Unfallrisiko und verliert auch die Freude am Lesen. Eine stärkere Leuchte ist manchmal alles, was es braucht.

Da die Augen gegen grelles Licht empfindlicher werden, empfiehlt sich bei starkem Licht eine Sonnenbrille. Vorsicht ist in der Nacht geboten, da bei plötzlichen Änderungen der Lichtverhältnisse ein Blenden droht. Ein regelmäßiger Besuch beim Augenarzt ist wichtig, um den Augendruck (grüner Star) zu kontrollieren und um Linsentrübungen (grauer Star) rechtzeitig zu entdecken und eventuell zu operieren.

Besondere Schwierigkeiten stellen sich beim Autofahren. Dabei sind neben dem guten Sehen auch schnelle Reaktionen notwendig. Die Unfallgefahr ist bei Menschen über 80 Jahren hoch, wobei allerdings die gefahrenen Kilometer zu berücksichtigen sind. Ältere Menschen haben oft Mühe, auf unerwartete Ereignisse sofort zu reagieren. Das freiwillige Abgeben des Fahrausweises ist eine weise Entscheidung, wenn man Anzeichen von Unsicherheit feststellt.

Auch der natürliche Hörverlust im Alter ist belastend. Die zwischenmenschliche Kommunikation wird erschwert, Mitteilungen werden oft nicht gehört, und wichtige Informationen werden somit gar nicht erfasst. Dies kann den Eindruck erwecken, dass die geistige Leistung beeinträchtigt ist, obwohl das verminderte Hörvermögen dafür verantwortlich ist.

Moderne Hörgeräte lassen sich an verschiedene Situationen anpassen und machen dank Fokussiermöglichkeiten sogar eine Unterhaltung mit einer Person in einer lauten Umgebung möglich. Wenn Sprechende ihre Stimmhöhe bewusst senken und langsamer sprechen, werden sie meist besser verstanden. Professionelle Beratung steht in allen Hörmittelzentralen zur Verfügung.

Osteoporose vorbeugen: Während des ganzen Lebens wird Knochenmaterial auf- und abgebaut. Im Alter findet der Abbau leider schneller als der Aufbau statt. Die Knochensubstanz beginnt bei Frauen und Männern nach dem 40. Lebensjahr abzunehmen. Mangel an körperlicher Bewegung, eine zu geringe Aufnahme von Kalzium mit der Nahrung und auch das Rauchen begünstigen die Osteoporose. Bei der Altersosteoporose wird hauptsächlich weniger Knochenmaterial gebildet, während bei Frauen nach der Menopause Knochensubstanz beschleunigt abgebaut wird. Die Knochen werden brüchig, und ein Sturz kann zu Brüchen führen. Die Einschränkung der Mobilität bedeutet eine beträchtliche Verminderung der Lebensqualität. Es ist deshalb wichtig, die Frage von Kalziumzusatz, Vitamin D und eines eventuellen Hormonersatzes mit dem Arzt zu besprechen.

Infektionsabwehr stärken: Vergleichen wir den Ablauf einer Virus-Grippe im Winter, wie sie zum Beispiel bei der 95-jährigen Elisabeth Brand und ihrer 37-jährigen Enkelin Ursina ablaufen könnte. Ursina wird Fieber bekommen, husten und sich matt und abgeschlagen fühlen. Drei Tage im Bett liegen und verwöhnt werden täte ihr gut – doch wird das wegen der kleinen Kinder kaum möglich sein. Also steht sie schon am zweiten Tag etwas wacklig wieder auf – ihre körpereigene Abwehr ist aktiv.

Bei ihrer Großmutter fängt die Krankheit mit den gleichen Symptomen an. Doch die Lungen der Großmutter erbringen nur etwa zwei Drittel der Leistung, zu der die Lungen ihrer Enkelin fähig sind. Elisabeths Immunabwehr ist schwächer. Bei ihr werden die Symptome stärker auftreten und länger dauern. Die Gefahr einer Lungenentzündung durch Bakterien droht. Im schlimmsten Fall könnte dies zu einem Sauerstoffmangel führen und eine künstliche Beatmung nötig machen. Eine Antibiotikabehandlung wäre in jedem Fall unumgänglich. Eine Grippe-Impfung im Herbst hätte eventuell den Ausbruch der Krankheit verhindern oder zumindest das Risiko für Komplikationen reduzieren können.

Wegen des herabgesetzten Immunsystems steigt die Gefahr von Karies und Paradontose. Entzündungen im Mundbereich können zu ernsthaften Komplikationen in anderen Körperorganen führen. Eine regelmäßige Kontrolle beim Zahnarzt und gute Mundhygiene sind deshalb sehr wichtig.

Im Alter nimmt das Risiko einer Herpes-Zoster-Infektion stark zu, die häufig zu chronischen Schmerzen führen kann, die schwer zu behandeln sind. Wird die Diagnose sofort gestellt und die Therapie umgehend eingeleitet, besteht die Chance, dass die Schmerzen weniger stark werden und weniger lange dauern. Ein Impfstoff ist auf dem Markt, der einen etwa 50 %igen Schutz bietet.

Lungenfunktion steigern: Es lohnt sich, der Atemtechnik Beachtung zu schenken und sich daran zu gewöhnen, die ganze Lunge von unten bis zu den Spitzen mit Luft zu füllen. Rauchen ist besonders schädlich für die Lungenfunktion. Dagegen können Singen, Sport und Atemübungen einen günstigen Einfluss darauf haben.

Was gut ist für den Körper, ist auch gut für das Gehirn: Nervenzellen sind auf den konstanten und zuverlässigen Zufuhr von Sauerstoff und Energielieferanten angewiesen, damit sie nicht nur am Leben bleiben, sondern ihre Funktionen optimal ausüben können. Ein gesundes Herz-Kreislauf-System ist deshalb essenziell. Die Gefahren einer fettreichen Ernährung sind längst bekannt. Eine fettreiche Diät führt zu Ablagerungen in den Arterien, die sie verstopfen oder spröde machen. Personen mit einer Genkombination, die mit der Alzheimer-Krankheit assoziiert ist, und die ein fettreiches Diät essen, haben ein achtmal größeres Risiko, die Krankheit zu bekommen als andere Menschen mit diesen Genen, die fettarm essen.

Neuste Forschungsergebnisse zeigen, dass eine zucker- und fettreiche Ernährung nicht nur eine Langzeitwirkung hat, zum Beispiel in der Förderung von Arterienverkalkung oder Diabetes, sondern auch eine unmittelbare Belastung für den Körper ist. Schon eine einzige Mahlzeit, die große Mengen gesättigter Fettsäuren enthält, führt zu einem «metabolischen Stress» in den Blutgefäßen. Sie verengen sich, und der Blutdruck steigt.

Die sofortige Wirkung einer fettreichen Mahlzeit auf unsere Hirnleistungen kommt zum Ausdruck im bekannten Spruch «Ein voller Bauch studiert nicht gern.» Wissenschaftler haben diese Annahme auf die Probe gestellt, indem sie Studenten mit einer Magensonde entweder eine fettreiche oder eine fettarme «Mahlzeit» verabreicht haben. Die Studenten wussten also nicht, was sie bekommen haben, und konnten nicht von diesem Wissen beeinflusst sein. Bei den Studenten mit der fettreichen Mahlzeit waren «Wachheit» und allgemeine Stimmung herabgesetzt und die Geschwindigkeit ihrer Denkprozesse vermindert.

Fettstoffe sind nicht alle gleich. Fette in kleinen Mengen sind für den Körper notwendig. Es empfiehlt sich, Blutwerte durch den Arzt bestimmen zu lassen. Zur Vorbeugung von Herz-Kreislaufstörungen wird Rapsöl empfohlen für alle Speisen, die Fett benötigen. Das kaltgepresste Rapsöl eignet sich besonders für kalte Zubereitungen wie Dressings und Marinaden. Das geschmacksneutrale «Feine Rapsöl» dagegen kann bis 200 °C erhitzt werden und lässt sich deshalb zum Braten und Frittieren verwenden.

Studien haben auf den Zusammenhang zwischen einem guten Gesundheitszustand und der so genannten «mediterranen Kost» mit Olivenöl, etwas Rotwein, wenig Fleisch und vielen Portionen Gemüse hingewiesen. Grünes Blattgemüse und Brokkoli senken zum Beispiel den Blutzuckerspiegel und – dank ihrem Fasergehalt – verzögern die Magenentleerung, was zu einer weiteren Senkung des Glukosespiegels führt. Interessant ist, dass kleine Mengen von Nüssen, zum Beispiel einige Mandeln, Pistazien oder Erdnüsse, als Beigabe zu einer kohlenhydratreichen Mahlzeit (Brot, Kartoffen) den Blutzuckerspiegel senken können. Ein bis zwei Teelöffel Essig nach dem Essen verlängert das Sättigungsgefühl und senkt Glukosewerte um 25–30 %. Weil der Körper und das Gehirn viele Substanzen für ihre vielfältigen Aufgaben benötigen, lohnt sich eine abwechslungsreiche Ernährung. **Tabelle 22** auf Seite 142 zeigt einige Nahrungsmittel, für die eine positive Wirkung bewiesen worden ist. Hier ein Beispiel für eine so genannte «Ideal-Mahlzeit», die viele der empfohlenen Nahrungsmittel beinhaltet:

- 1 Portion Gemüsebouillon mit frischen Kräutern
- gegrillter Lachs
- Brokkoli mit Mandelsplittern
- Ofenkartoffeln (mit Rapsöl)
- grüner Salat: (Rapsöl, Zwiebeln, Knoblauch)
- frische Früchte oder Beeren
- 25 g dunkle Schokolade
- 1 Glas Rotwein

Bei einer Abnahme des Geschmackssinns im Alter, die zur Unterernährung führen kann, kann man den Speisen Gewürze und frische Kräu-

Tabelle 22: Nahrungsmittel mit positiver Wirkung auf Hirnleistungen

Lebensmittel	Günstige Substanzen
Lachs, Leinsamen, Kiwi	Omega-3-Fettsäuren
Kakao, grüner Tee,	
Ginkgo, Zitrusfrüchte,	
Rotwein, dunkle Schokolade	Flavonoide
Verschiedene Quellen	Vitamine B-6, B-12
Fischleber,	
fettreicher Fisch, Pilze,	
Milch, Soja-Milch, Getreide	Vitamin D
Spargeln, Avocado, Nüsse,	
Oliven, Spinat, pflanzliche Öle,	
Weizenkeime	Vitamin E

ter beigeben. Der Geschmack ist am stärksten, wenn die Speisen heiß sind. Eine farbenfrohe Zusammenstellung wirkt einladend. Genügend Flüssigkeit ist wichtig für den ganzen Körper – und für die Arbeit des Gehirns. Empfohlen sind etwa zwei Liter pro Tag. Weil das Durstgefühl mit dem Alter häufig abnimmt, ist es ratsam, sich daran zu erinnern, indem man eine Thermosflasche mit Tee oder eine Flasche Mineralwasser ständig in der Nähe hat.

Genügend schlafen: Schlaf ist lebensnotwendig für den menschlichen Organismus. Zusätzlich zu seiner Bedeutung für die Erholung des Körpers und die Aufrechterhaltung des Immunsystems haben Wissenschaftler entdeckt, dass wichtige Gedächtnisprozesse im Gehirn während des Schlafens ablaufen. Erinnerungen werden aus dem Kurzzeitgedächtnis im Hippocampus ins Langzeitgedächtnis in der Hirnrinde hinübergeführt.

Was für Kinder selbstverständlich ist, wird im Erwachsenenalter manchmal als Zeichen von Faulheit und Ineffizienz betrachtet. Doch für viele Menschen wäre es ein Vorteil, sich um die Mittagszeit auszuruhen. Es hat sich gezeigt, dass nach einem Mittagsschlaf die Aufmerksamkeit für mehrere Stunden deutlich gesteigert wird.

Schlafstörungen sollten so weit wie möglich behoben werden. Oft genügt es schon, wenn folgende Regeln beachtet werden:

- Erst ins Bett gehen, wenn man richtig müde ist und nicht weil man das Gefühl hat, man sollte. Bei vielen Menschen hilft ein Abendspaziergang.
- keine großen Mahlzeiten vor dem Schlafengehen, aber auch nicht hungrig zu Bett gehen
- eine gewisse Regelmäßigkeit der Bettzeiten beachten
- für genügend Ruhe, frische Luft, eine gute Position (Kopfkissen, Matratze) sorgen
- aufregende Tätigkeiten vor dem Zubettgehen vermeiden, die Nachrichten eventuell erst am Morgen in der Tageszeitung lesen
- Keine stimulierenden Getränke einnehmen. Menschen reagieren unterschiedlich auf Kaffee und Schwarztee. Wenn diese Getränke das Einschlafen erschweren, sollte man vom späten Nachmittag an darauf verzichten.
- Wenn man mitten in der Nacht aufwacht und nicht wieder einschlafen kann, bringt es mehr, wenn man aufsteht und eine nicht belastende Tätigkeit ausführt: Lesen Sie ein gutes Buch (jedoch keinen spannenden Krimi). Bügeln, Fotos einkleben, Schubladen aufräumen sind andere Möglichkeiten. Wenn Sie sich wieder müde fühlen, gehen Sie wieder zu Bett.

Tai-Chi kann eine positive Wirkung auf leichte bis mittlere Schlafstörungen haben. Tai-Chi-Bewegungen werden langsam, sanft und fließend ausgeführt, mit tiefen, die Entspannung fördernden Atemzügen. Das daraus resultierende Wohlgefühl und der veränderte mentale Zustand können zur Verbesserung der Schlafqualität führen und vielleicht sogar zu einer Regulierung des Schlaf-Wachrhythmus.

Musik vor dem Schlafengehen wirkt Schlaf fördernd und reduziert den Gebrauch von Schlafmitteln. Gesunde Menschen im Alter von 60 bis 83 Jahren hörten 45 Minuten lang ruhige Musik vor dem Einschlafen. Dies hat ihre Schlafqualität verbessert und ihre Schlafzeit verlängert, und als Resultat waren sie weniger müde bei ihren Tagesaktivitäten.

Wer auch nach Anwendung aller Ratschläge immer noch nicht gut schlafen kann, sollte medizinischen Rat holen. Für schwerwiegende Probleme gibt es in Kliniken spezielle Schlafstationen, in denen die Gründe für die Schlafstörungen gesucht werden und Abhilfe angeboten wird.

Schmerz bekämpfen: Akute Schmerzen sind notwendige Alarmsignale und sollten daher nicht ignoriert werden. Die Ursachen müssen gesucht und die zugrunde liegende Störung behoben werden. Schmerzzustände müssen frühzeitig behandelt werden, da ein lang anhaltender Schmerz sich einen Weg in das Gedächtnis bahnt und dort weiter bestehen kann, auch wenn die auslösende Ursache schon beseitigt ist.

Persönliche Einstellung, Gespräche im Freundeskreis, befriedigende Aktivitäten und bewährte Hausmittel können oft schon gegen Schmerzen helfen. Vielleicht müssen während einer gewissen Zeit – nach Absprache mit dem Arzt – Medikamente eingenommen werden. Neue Medikamente und Medikamentenkombinationen sind heute besser auf den Einzelnen zugeschnitten und helfen oft auch bei lang dauernden Schmerzen. Es muss so viel wie möglich unternommen werden, um zu verhindern, dass Schmerzen chronisch werden. Personen mit Schmerzen sollten mit einer Fachperson darüber reden oder eine spezielle Schmerzklinik aufsuchen.

Unfälle zu Hause verhindern: Unfälle in den eigenen vier Wänden führen oft zu schweren Behinderungen und zum Verlust der Autonomie. Dabei könnten viele von diesen Unfällen vermieden werden. Die «Eiger-Studie» unter der Leitung von Professor A. Stuck (Geriatrie) hat gezeigt, dass präventive Hausbesuche von speziell ausgebildeten Personen zu Hause an Ort und Stelle praktische Hinweise liefern, wie Gefahren, oft mit einfachen Maßnahmen, reduziert werden können. Könnte man über elektrische Kabel stolpern? Hat es genügend Licht? Muss man kleine Teppiche befestigen, Treppengeländer anbringen, Sicherheitsgriffe im Bad montieren? Wäre es ratsam, eine Person zum Putzen anzustellen oder für die Gartenarbeit?

Hilfsmittel einsetzen: Der sinnvolle Einsatz von elektronischen Hilfsmitteln erlaubt eine erhöhte Autonomie im eigenen Heim. Zum Beispiel können bettlägerige Menschen dank fernbedienter Geräte Bett, Radio und Fernsehen mühelos bedienen. Mittels Tele-Alarm kann man Hilfe sofort anfordern. Ein Treppenlift macht es möglich, länger im eigenen Einfamilienhaus zu bleiben. Kleine Diktiergeräte, kaum größer als eine Kreditkarte, sind oft eine willkommene Unterstützung für das Gedächtnis. Spezielle Telefone mit großen Tasten und Lesegeräte, die den Text vergrößern, sind eine große Hilfe. Viele Bücher gibt es als Hörbücher.

Es ist nie zu spät zum Anfangen: Viele werden sich fragen: «Ich bin schon 75. Hat es noch einen Sinn, meine Gewohnheiten zu ändern?» Die Antwort ist: «Ja.» Auch wenn man jahrelang nicht optimal gesund gelebt hat, kann es sich in jedem Alter noch lohnen, den Lebensstil zu ändern. Der Körper hat eine große Fähigkeit zur Selbstheilung, wenn der entstandene Schaden nicht zu groß ist. Hört man zum Beispiel mit dem Rauchen auf, senkt sich der Kohlenmonoxydspiegel im Körper praktisch sofort, und innerhalb einer Woche nimmt die Thrombosegefahr ab. Krafttraining verbessert Muskelaktivität und Gleichgewicht auch bei 90-Jährigen. Ein täglicher flotter Spaziergang fördert Körper- und Hirnfunktionen.

Vererbung nicht als Schicksal hinnehmen: Die Gene sind der Bauplan unseres Körpers. Doch bestimmen sie nicht allein unseren Lebenslauf. Auch die Lebensweise spielt eine große Rolle.

Die Vererbung bestimmt meistens lediglich das Risiko für eine Erkrankung. Ob die Krankheit tatsächlich ausbricht, wird von der Interaktion zwischen Erbrisiko und Lebensstil beeinflusst. Es ist somit nützlich, das Erbrisiko zu kennen, um frühzeitig geeignete Vorbeugungsmaßnahmen zu treffen.

In Bezug auf hohen Blutdruck spielt der Lebensstil (Ernährung, Rauchen, Aktivität) die Hauptrolle; die Genetik ist hier weniger entscheidend. Das Gleiche gilt auch für die Abnahme der Lungenfunktion. Der Mensch hat also gute Möglichkeiten, einen Einfluss auf die eigene Gesundheit auszuüben.

Körperliche, geistige und soziale Aktivität fördert Autonomie und erhöht die Lebensqualität

Sich bewegen – es ist nie zu spät zu beginnen

Immer mehr wissenschaftliche Untersuchungen bestätigen die enorme Wichtigkeit körperlicher Aktivität für Körper und Geist. Und mehr noch: Körperliche Aktivität lohnt sich auch im hohen Alter, nicht nur um

Mobilität und Autonomie zu erhalten, sondern auch um geistige Leistungen zu fördern. Es gilt auch zu bedenken: Je mehr die Mobilität zu einem Problem wird, desto mehr bewusstes und unbewusstes Denken muss dafür eingesetzt werden. Damit wird aber Energie von den mentalen Ressourcen abgezweigt, die für geistige Leistungen zur Verfügung stehen sollten.

Zehn Gründe, sich in Bewegung zu setzen

- Gehsicherheit vermindert die Sturzgefahr
- Gleichgewichtsübungen, Körperhaltung: Sicherheit, Wohlgefühl
- Geschicklichkeit, Fingerfertigkeit ermöglicht aktives Handeln
- Ausdauer-, Atmungstraining verbessert Lungenfunktion. Mehr Sauerstoff
- Erhaltung des Herz-Kreislauf-Systems
- Stärkt das Immunsystem
- Vermindert Stress, verbessert Schlaf
- Positives Lebensgefühl
- Fördert Wachstumsfaktoren, die Nervenzellen schützen
- Verbessert geistige Leistungen und Lebensqualität

Leider verzichten etwa dreißig Prozent der Seniorinnen und Senioren zwischen 65 und 74 Jahren auf jegliche sportliche Aktivität. Diese Zahl steigt bei den über 75-Jährigen sogar auf fünfzig Prozent. Das führt zu einer ungünstigen Spirale: Je weniger Bewegung, desto geringer die körperliche Fitness. Sobald die Fitness abnimmt, schwindet auch die Freude an der körperlichen Aktivität. Es kommt zu einer Abnahme der Körperkräfte und Lebensfreude, was weiter zu Isolation und Vereinsamung führen kann. Muskelschwäche und Schmerzen führen dazu, dass man sich immer weniger bewegt. Die Muskeln werden dadurch noch schwächer, und die Gefahr von Stürzen steigt.

Der beste Weg zur Gesundheit ist der Fußweg

Der Mediziner Brian Martin vom Schweizer Bundesamt für Sport hat es klipp und klar gesagt: «Der wesentlichste Schritt zur Verbesserung der

Gesundheit ist derjenige von der Inaktivität zu einer halben Stunde Bewegung täglich.» Bewegungsmangel wird heute als vergleichbar schädlich für die Gesundheit eingeschätzt wie Rauchen und als deutlich schädlicher als Übergewicht. Regelmäßige Bewegung senkt nicht nur das Risiko für Herz-Kreislauf-Krankheiten, sondern auch für Altersdiabetes, Dickdarmkrebs, Brustkrebs, Übergewicht, Osteoporose, Gallensteine, Depressionen, Demenz und Stress. Regelmäßiges Training lindert Arthritis-Schmerzen und verstärkt die Muskulatur, was die Beweglichkeit der Gelenke fördert.

Bei jeder sportlichen Betätigung müssen die individuellen Bedürfnisse und Vorlieben, aber auch der individuelle körperliche Zustand berücksichtigt werden. Bevor ein Trainingsprogramm durchgeführt wird, sollte der Gesundheitszustand von einem Arzt oder einer Ärztin überprüft werden. Bei Übergewicht müssen zusätzliche Maßnahmen zur Gewichtsreduktion ergriffen werden, damit ein Training erfolgreich ist.

Damit Training einen wesentlichen Effekt auf Körperfitness hat, muss der Kreislauf aktiviert werden. Der Puls soll mit der Bewegung ansteigen (**Tab. 23**). Als allgemeine Richtlinie gilt: leichtes Schwitzen, schnelleres Atmen, aber nicht hecheln. Dabei sollte man immer noch sprechen können. Einmal dreißig Minuten oder dreimal zehn Minuten zügiges Gehen pro Tag gilt als minimales, jedoch nützliches Training.

Tabelle 23: Fitness und Pulsrate während des Trainings

Beispiel eines 70-Jährigen Maximale Pulsfrequenz: 220 – 70 = 150 Pulsschläge pro Minute		
	Pulsschläge pro Minute	
50 bis 60 % der maximalen Pulsfrequenz	75 bis 90	Fördert die allgemeine Gesundheit
60 bis 70 % der maximalen Pulsfrequenz	90 bis 105	Aktive Fettverbrennung findet statt
70 bis 80 % der maximalen Pulsfrequenz	105 bis 120	Aerobe Zone, erhöht Fitness

Geeignete Aktivitäten, um Ausdauer und Beweglichkeit zu steigern, sind zügiges Gehen, Nordic Walking, Jogging, Tanzen, Wandern – aber auch Haus- oder Gartenarbeiten. Zügiges Gehen und Nordic Walking belasten die Gelenke bedeutend weniger als Jogging. Dazu liegt die Unfallgefahr für 70- bis 75-Jährige beim Jogging bei rund fünfzig Prozent, beim zügigen Gehen nur bei fünf Prozent.

Ein nützliches und günstiges Instrument, um sich zu motivieren und um den eigenen Erfolg zu messen, ist ein einfacher Schrittzähler, erhältlich in Sportgeschäften. Zuerst sollten Sie den Schrittzähler einen ganzen Tag tragen und am Abend schauen, wie viele Schritte Sie gemacht haben. In den folgenden Tagen können Sie diesen Wert steigern, indem Sie einen kleinen Umweg machen. Allmählich können Sie den empfohlenen Wert von 10 000 Schritten pro Tag (ca. 7 km) erreichen.

Krafttraining ist ebenso wichtig wie Ausdauertraining. Wir dürfen nicht vergessen, dass mit dem Alter nicht nur Gleichgewichtsstörungen häufiger auftreten, sondern dass auch Reaktionszeiten oft verlangsamt sind. Schwache Muskeln sind nur beschränkt fähig, diese Defizite auszugleichen. Stehen Sie sofort auf! Wenn Sie sich mit den Händen abgestützt haben, ist das ein Zeichen, dass Sie Kraft in den Beinen verloren haben. Die Muskelkraft kann in jedem Alter durch Übungen gestärkt werden. Ein einfacher Anfang ist immer daran zu denken, vom Stuhl aufzustehen, ohne die Hände oder Arme zu gebrauchen. Doch die Muskeln brauchen auch ein Training mit Gewicht oder gegen einen Widerstand. Dies kann an Kraftmaschinen in einem Fitnesszentrum stattfinden oder zu Hause mit einem dehnbaren Gymnastik-Band (Thera-Band). In beiden Fällen ist eine gute Anleitung notwendig, danach ein regelmäßiges und konsequentes Training. Während das Thera-Band praktisch ist und überall mitgenommen werden kann, bietet das Fitnesszentrum eine kompetente Betreuung an, dazu noch die Gelegenheit, mit anderen gemeinsam zu trainieren und soziale Kontakte zu knüpfen. Es genügen 20–30 Minuten zwei bis dreimal pro Wochen, aber leider praktizieren nur 10–15 % der älteren Menschen ein solches Training.

Es lohnt sich, auch Beweglichkeit und Reaktionsgeschwindigkeit zu trainieren. In einem Programm, in dem 79- bis 92-jährige Personen in einem «Fitness-Zentrum zu Hause» mit Hanteln, Fußmanschetten, Handtüchern und Luftballonen übten, konnte die Zahl von Stürzen und Knochenbrüchen um 21 % und die Krankenhauseinweisungen um 20 % gesenkt werden.

Eine neue Studie hat gezeigt, dass ältere Menschen nicht nur lernen können, eine anspruchsvolle Geschicklichkeitsübung auszuführen, sondern dass dieses Training auch einen direkten positiven Einfluss auf ihre Hirnstrukturen hat. Sechzigjährige und zwanzigjährige Menschen nahmen an einem Programm teil, in dem sie das Jonglieren mit drei Bällen geübt haben. Das Ziel war, die drei Bälle 60 Sekunden in der Luft zu behalten, eine Aufgabe, die eine gute Hand-Auge-Koordination erfordert. In den 3 Trainingsmonaten haben alle Zwanzigjährige das Ziel erreicht, bei den 60-Jährigen waren es lediglich 23 %, obwohl die anderen deutliche Fortschritte gemacht haben. Die Erfolgreichen in beiden Gruppen zeigten eine signifikante Vergrösserung der grauen Substanz (Sitz der Neuronen) im Hippocampus. Der nucleus accumbens, ein Gebiet, das eine Rolle im Belohnungssystem spielt, war ebenfalls vergrössert. Das Geschicklichkeitsexperiment hat gezeigt, dass das Gehirn von 60-Jährigen plastisch, also formbar, ist.

Ein leicht anstrengendes Fitnessprogramm hat einen Effekt auf die so genannten Exekutivfunktionen. In einer Untersuchung wurden Männer und Frauen im Alter von 60–75 Jahren nach einem Test verschiedener psychologischer Leistungen in zwei Gruppen geteilt. Die erste Gruppe absolvierte ein Trainingsprogramm, das aus 30 Minuten pro Tag zügigem Gehen bestand. Die zweite Gruppe machte 30 Minuten pro Tag Dehnungsübungen. Nach dem Trainingsprogramm, das sechs Monate dauerte, wurden die psychologischen Leistungen wieder getestet. Die erste Gruppe zeigte eindeutig bessere Testresultate als die zweite in Bezug auf die folgenden Fähigkeiten:

- schnellere Reaktionszeit
- weniger Ablenkungen
- eine Aktivität wenn nötig schnell stoppen
- besseres Planen von Tätigkeiten
- mehr Flexibilität
- bessere Durchführung von Tätigkeiten.

Eine interessante Studie stellten auch Pasqualina Perrig-Chiello und ihre Mitarbeiter vom Institut für Psychologie und den Instituten für Sport und für Geriatrie der Universität Basel vor. Je 23 Männer und Frauen im Durchschnittsalter von 73 Jahren wurden nach dem Zufallsprinzip entweder einer Test- oder einer Kontrollgruppe zugeteilt. Die Kontrollgruppe erhielt kein Training.

Das Training bestand aus wöchentlich acht Kraftübungen in einem Fitness-Center – und dies während acht Wochen. Die Gedächtnisleistungen wurden vor und nach der Trainingsphase überprüft. Bei der Testgruppe stellten die Forscher gegenüber der Kontrollgruppe verschiedene Auswirkungen fest: Die Muskelkraft, das episodische Gedächtnis und das Selbstvertrauen hatten zugenommen. Die Versuchspersonen waren weniger um sich selbst besorgt, weniger ängstlich und eher bereit, neue Erfahrungen zu machen. Diese Studie zeigt den positiven Einfluss eines körperlichen Trainings, nicht nur auf die Muskelkraft, sondern auch auf das Gedächtnis und das psychische Wohlbefinden. Die Wirkung des Trainings war auch ein Jahr später noch vorhanden.

Eine Studie verglich die Wirkung von verschiedenen Trainingsprogrammen auf Exekutivfunktionen wie Planen, Koordinieren, Ausführen und Arbeitsgedächtnis bei 55- bis 80-jährigen Menschen. In einer Zusammenstellung der Resultate stellten die Autoren fest, dass aerobes Training kombiniert mit Krafttraining bessere Resultate erzielte als aerobes Training allein. Das Training sollte mindestens vier Monate und die Einzelsitzung mindestens 30 Minuten dauern.

Studien, die die Wirkung von Fitnesstraining im Gehirn gemessen haben, stellen fest, dass die im üblichen Altern auftretende Abnahme des Gehirnvolumens durch Fitnesstraining signifikant vermindert werden kann und die Aktivität der Aufmerksamkeitszentren deutlich erhöht. Körperliche Aktivität setzt Wachstumsfaktoren im Gehirn frei (Neurotrophine), die einen schützenden Effekt auf Hirnzellen haben.

Geistige Leistungen können auch im Alter gefördert werden

«Hirnjoggen» (Brain Jogging) ist heute Mode geworden. Kaum ein Heft erscheint ohne ein Sudoku oder Kreuzworträtsel. Überall erscheinen CDs DVDs und Computerspiele, die versprechen, geistige Leistungen zu steigern und Altersabnahmen wieder rückgängig zu machen. Doch was hilft Menschen wirklich, ihren Alltag zu bewältigen? Darauf kommt es schließlich an. Forschung auf den Gebieten der Neurobiologie und Neuropsychologie liefert ständig neue Erkenntnisse darüber, wie Menschen im Alter lernen und welche Strategien für individuelle Menschen in ihren individuellen Lebenssituationen Früchte tragen können. Entscheidend ist die Tatsache, dass das menschliche Gehirn auch im Alter plastisch bleibt. Neues Lernen ist *möglich.*

Niemand muss Kreuzworträtsel oder Sudokus lösen, nur weil es für das Gehirn gut sein soll. Einsatz und Befriedigung tragen viel zum Erfolg bei. Wichtig ist es daher, Aktivitäten auszusuchen, die für den individuellen Menschen sinnvoll sind und Freude bringen.

Möglichkeiten, geistige Leistungen im Alter zu verbessern

- Keine Vorurteile zulassen
- Mut zu Neuem
- Maßstäbe realistisch setzen
- Flexible Strategien anwenden
- Geistige Leistungen kann man trainieren
- Mit Stress umgehen
- Das soziale Netz pflegen
- Sich engagieren

Keine Vorurteile zulassen

Julia Neukomms Enkel, der 14-jährige Simon, lernte vor zwei Tagen in aller Geschwindigkeit seine Französischwörtchen für die Prüfung am nächsten Tag. Doch bei der Prüfung waren sie alle vergessen. Die schlechte Französischnote hat Simon zwar geärgert, aber nicht beunruhigt. Er zweifelt nicht an seinem Erinnerungsvermögen. Wäre das aber seinem 51-jährigen Vater passiert, würde dieser wohl denken: «Setzt jetzt der Alzheimer ein?» Dies wäre ein klassisches Beispiel von Autosuggestion. Lukas Neukomm würde sich einreden, seine Vergesslichkeit sei Vorbote einer Demenz. Diese Autosuggestion kann zu einem messbaren Abfall der Gedächtnisleistungen führen.

Autosuggestion kann in jedem Alter vorkommen, wie eine Untersuchung aus einer amerikanischen Universität zeigt. Gruppen von je drei Studenten mussten zusammen eine Aufgabe lösen. Zwei Studenten in jeder Gruppe wurden angewiesen, dem Dritten ständig einzureden, dass er schon wieder etwas vergessen hätte oder dass er sich dauernd wiederholen würde. Nach zwei Wochen glaubten die so Manipulierten, sie hätten tatsächlich Gedächtnisstörungen, und ihre Leistungen in den Gedächtnistests wurden auch wirklich schlechter. (Ein solcher Test wird heute nicht mehr durchgeführt.)

Mut zu Neuem

Das Gefühl, «das täte ich so gerne, aber das kann ich doch nicht», kann lähmend sein. Viele Menschen wissen nicht, welche Kräfte in ihnen schlummern oder welche Wissensgebiete sie wirklich packen würden, weil sie nicht den Mut aufbringen, etwas Neues zu probieren. Lernen ist nicht nur etwas für Schüler. Wir wissen heute, dass man das Leben lang lernfähig bleibt. Der Besuch eines Malkurses, zum Beispiel, fördert nicht nur das Erlernen einer neuen Technik, sondern Beobachtungssinn und Entdeckungsfreude. Schauen Sie den neuesten Katalog der Volkshochschule an. Das Angebot für Senioren an den Universitäten ist unterschiedlich, aber meistens kann man einen Platz als Hörer einnehmen und von den Vorlesungen profitieren. Viele Menschen werden aber erst richtig motiviert, wenn sie ein gewisses Ziel vor Augen haben. Dies kann ein Sprachzertifikat sein oder die Möglichkeit, mittels des Computers mit den Enkelkindern zu kommunizieren. In Dortmund besteht ein Programm mit dem Ziel der «Kompetenzerweiterung für eine nachberufliche, gesellschaftlich relevante Tätigkeit, zum Beispiel in einer sozialen Einrichtung». Nach dem erfolgreichen Besuch der fünf Semester erhalten die Studenten ein Zertifikat, das ihr Studium belegt.

Die Teilnahme an Kursen oder der Besuch von Vorlesungen an der Universität haben zusätzlich zur Befriedigung des Wissensdursts den Vorteil, dass sie verschiedene Altersgruppen zusammenbringen – eine Bereicherung für alle.

Gelegentlich haben Seniorinnen und Senioren vor ungewohnten technischen Apparaten wie Computern, Taschenrechnern, Mobiltelefonen gewisse Berührungsängste. Der Erfolg der angebotenen speziellen Kurse beweist, dass immer mehr Menschen daran sind, diese Ängste abzubauen. Eine ostdeutsche Computerfirma hat gemeinsam mit der Universität Leipzig ein Senioren-Computer-Testlabor eröffnet.

Im Alltag kann eine gelegentliche Unterbrechung der Routine die Aufmerksamkeit steigern und Beweglichkeit fördern. Versuchen Sie, zum Beispiel, die Zähne mit der linken Hand (wenn Sie Rechtshändler sind) zu putzen. Suchen Sie mit geschlossenen Augen ein Kleid im Kleiderschrank aus. Nehmen Sie einen neuen Weg durchs Quartier zum Einkaufzentrum.

Maßstäbe realistisch setzen

Das Gehirn ist keine Maschine, die Tag für Tag gleich zuverlässig arbeitet. Sie sollten deshalb nicht in Angst geraten, wenn es Sie einmal in Stich lässt. Angst hat eine dämpfende Wirkung auf Denkfunktionen. Wenn es Ihnen hilft, benützen Sie Gedächtnisstützen wie Notizblöcke oder kleine handliche Diktafone für kurze Mitteilungen. Schon die kurze Aktivität, eine kleine Notiz zu schreiben, oder das Hineinsprechen in das Diktafon sind hilfreich. Versuchen Sie, sich vor dem Abhören daran zu erinnern, was Sie einige Stunden zuvor diktiert haben.

Flexible Strategien anwenden

Damit der berühmte Pianist Arthur Rubinstein noch im Alter von 89 Jahren Konzerte geben konnte, optimierte er seine altersbedingten Schwierigkeiten durch drei Strategien: Er konzentrierte sich erstens auf ein kleineres Repertoire, was ihm mehr Zeit zum Üben der einzelnen Werke gab. Zweitens spielte er die schnellen Passagen gezwungenermaßen langsamer und drittens die langsamen Passagen noch langsamer, so dass der Kontrast zwischen den beiden Geschwindigkeiten erhalten blieb. Mit etwas Überlegung und Fantasie können wir auch Wege finden, unseren Alltag zu bewältigen. Der deutsche Altersforscher Paul B. Baltes sprach neben der physiologischen Gehirnplastizität auch von einer *psychologischen* Plastizität, der Fähigkeit, neuen Herausforderungen mit neuen Lösungen zu begegnen.

Geistige Leistungen kann man trainieren

Die gute Nachricht ist, dass ältere Menschen durch geeignete Trainingsmaßnahmen eine eventuelle altersbedingte Abnahme geistiger Leistungen vermindern können. Bei vielen kommerziellen Produkten fehlt jedoch die wissenschaftliche Bestätigung, dass das Programm etwas bewirkt. Leider sind die erzielten Fortschritte auf dem spezifisch trainierten Bereich beschränkt. Es gibt keine Zaubermethode, die für alle Menschen unter allen Umständen wirksam ist. Wir möchten aber einige Beispiele vorstellen, die Möglichkeiten zeigen, einzelne Fähigkeiten nachhaltig zu trainieren und Denkprozesse im Alter zu aktivieren.

In einer Untersuchung wurden Menschen in drei Gruppen geteilt. Die erste Gruppe erhielt ein reines Gedächtnis-Training, die zweite ein Training im Lösen von Problemen, die dritte ein Programm zur Beschleunigung der Informationsverarbeitung. Jede Gruppe zeigte signifikante Fortschritte im speziell trainierten Gebiet, die sogar nach einer Pause von fünf Jahren nachweisbar waren. Nur gab es keinen Transfereffekt auf andere geistige Leistungen.

Eine andere Forschergruppe geht davon aus, dass Sinnesleistungen und Verarbeitungsgeschwindigkeit im Alter abnehmen; weil das Gehirn plastisch ist, reagiert es darauf mit negativen Veränderungen, die ein weiteres Abnehmen der Funktionstüchtigkeit verursachen. Das Ziel dieses Trainingsprogramms ist, Sinnesleistungen und Verarbeitungsgeschwindigkeit gezielt zu fördern und somit die negative Spirale zu unterbrechen. Damit wird das Gehirn wieder «lernfähig» für höhere Denkprozesse. In einer Studie mit Patienten mit leichten kognitiven Einschränkungen (MCI) schien dieses Verfahren erfolgreich.

Ein Trainingsprogramm (Computerspiel «BrainTwister») mit einem erwiesenen positiven Effekt auf das Arbeitsgedächtnis wurde vom Psychologischen Institut der Universität Bern entwickelt. Benutzer und Benutzerinnen können die CD auf dem Heimcomputer laufen lassen. Es beginnt mit einfachen Übungen, in denen man, zum Beispiel, die Reihenfolge merken muss, in der farbige Quadrate für kurze Zeit erscheinen. Werden die Fragen richtig beantwortet, werden die Aufgaben schwieriger. Macht man einen Fehler, erscheint wieder eine einfachere Aufgabe. Der eigene Fortschritt wird in einer graphischen Darstellung aufgenommen. Untersuchungen haben gezeigt, dass das erreichte Leistungsniveau auch nach einem Unterbruch von drei Wochen erhalten bleibt. Das Besondere an diesem Programm ist, dass es nicht nur die trainierten Gedächtnisleistungen, sondern auch praktische Alltagsfähigkeiten verbessert. Zum Beispiel konnten die Teilnehmenden nach dem Computertraining eine komplizierte Einkaufstour viel besser bewältigen.

Zahlreiche Untersuchungen belegen, dass gezielte Gedächtnisübungen bei älteren Menschen das Erinnern verbessern. Die besten Erfolge werden dann erreicht, wenn man das Gedächtnis zusammen mit körperlicher Aktivität trainiert. In einem interdisziplinären Forschungsprojekt, *Bedingungen der Erhaltung und Förderung von Selbständigkeit im höheren Lebensalter* (SIMA), der Universität Erlangen-Nürnberg nahmen 375 Menschen im Alter von 75 bis 93 Jahren teil. Fünf verschiedene Trainingsprogramme wurden miteinander verglichen: Allgemeine Kompetenz im Alltag, Gedächtnis, körperliche Aktivität, eine Kombination von Kompetenztraining und körperlicher Aktivität und eine Kombination von Gedächtnistraining und körperlicher Aktivität. Während neun Monaten machten die verschiedenen Gruppen einmal pro Woche zwei bis drei Stunden gezielte Übungen im entsprechenden Bereich.

Die Gruppe mit den besten Resultaten am Ende der Trainingsperiode war diejenige, die eine Kombination von Gedächtnistraining und körperlicher Aktivität absolviert hatte. Verschiedene Gründe können dafür eine Rolle spielen. Darunter ist die Möglichkeit, dass die Kombination aus Gedächtnis- und körperlichem Training insgesamt ein vielfältigeres und reichhaltigeres Programm bot. Dies könnte motivierend auf die Teilnehmer gewirkt haben. Dazu verbessert körperliche Aktivität die Blutversorgung des Gehirns. Sämtliche Trainingsprogramme hatten einen Einfluss auf die Leistungen im spezifisch trainierten Bereich. Leider wurde aber kein Transfereffekt nachgewiesen.

Warum sind Trainingsprogramme für einige Menschen sehr effektiv, für andere jedoch weniger oder gar nicht? Dieser Frage ist ein Forschungsteam nachgegangen. In ihrer Untersuchung bekamen ältere und jüngere Menschen einige Karten mit einzelnen Wörtern darauf. Diese mussten sie sich einprägen. Nachher bekamen sie die Karten wieder, nur erschienen diesmal darunter auch Karten mit neuen Wörtern. Sie mussten angeben, ob alle Wörter auch in der ersten Stapel waren. Diese Aufgabe verlangt eine gewisse Anstrengung. Die Forscher haben festgestellt, dass junge und ältere Menschen, die mehr Initiative gezeigt haben und auch mehr Zeit für das Einprägen der Wörter verwendet haben, bessere Chancen hatten, gute Resultate zu erreichen. Sie haben verschiedene Strategien gebraucht, zum Beispiel die Wörter in eine Erzählung eingebaut oder sie mit einer Bedeutung für ihre Person verknüpft. Die weniger erfolgreichen Teilnehmer haben versucht, die Wörter auswendig zu lernen, ohne bedeutungsvolle Assoziationen zu bilden.

Neben der Qualität des Programms spielt auch die Motivation und das Temperament eine Rolle. Optimisten, die Freude auch an kleinen Erfolgserlebnissen haben und die an ihren Fortschritt glauben, haben bessere Chancen, ihre Ziele zu erreichen.

Die beste Trainingsumgebung

Trotz der Flut von neuen Trainingstechniken darf man nicht vergessen, dass unsere Umwelt und unser Alltag immer noch die besten Gelegenheiten bieten, sich geistig «fit» zu halten. Werden Sie erfinderisch. Sie können zum Beispiel beim Versorgen des Bestecks aus dem Geschirrspüler schauen, wie schnell Sie die Besteckstücke sortieren können und jedes Stück ins richtige Fach legen. Tragen Sie jeden Tag ihren Schrittzähler und schreiben Sie das Resultat auf. Machen Sie Voraussagen und überprüfen Sie, ob sie eintreffen. Wer wird den Match gewinnen? Wie wird das Wetter morgen? Wie wird die Abstimmung ausfallen? Überlegen Sie sich die Gründe, die zum richtigen oder falschen Resultat geführt haben könnten. Diskutieren Sie Ihre Überlegungen mit Freunden und Familie.

Das Gedächtnis verbessern im Alltag

Wir kennen keine Studie zur Frage, wie viele Stunden Menschen für die Suche nach verlegten Gegenständen aufwenden – aber es sind zu viele. Am leichtesten vergessen wir Sachen, die wir nicht bewusst versorgt haben. Sie kommen vom Einkaufen ins Haus, hören das Telefon klingeln, legen auf dem Weg zum Telefon die Schlüssel auf einen Stuhl. Am nächsten Tag sind die Schlüssel nicht auf dem Buffet, wo Sie sie erwarten. Mit dem Alter braucht man mehr Zeit, um sich etwas einzuprägen. Gönnen Sie sich das nächste Mal die paar Sekunden, die es braucht, laut für sich zu sprechen: «Ich lege die Schlüssel ausnahmsweise auf den Stuhl.»

Ein weiteres Beispiel ist das Vergessen von Anweisungen des Hausarztes. In der Praxis tönte alles klar: «Die Tabletten zweimal pro Tag, am Morgen vor dem Frühstück.» Am nächsten Morgen ist man nicht mehr sicher. «Eine Tablette am Morgen und eine am Abend? Vor oder nach dem Essen?» Besonders schwierig wird es, wenn mehrere Tabletten verschrieben werden. Schreiben Sie das nächste Mal alles auf, und wenn Sie etwas nicht verstanden haben, fragen Sie nach. Ein Problem für ältere Menschen in der modernen Welt ist das so genannte «Multitasking» oder das Erledigen von mehreren Aufgaben auf einmal. Sie stellen den Herd an, es beginnt zu regnen, Sie beeilen sich, die Fenster zu schließen, Sie vergessen den Herd. Hier hilft es, daran zu denken, jede begonnene Tätigkeit zu Ende zu führen. Als Gedächtnisstütze kann man einen kleinen Küchentimer stellen und in die Tasche stecken.

Mehrere Sinne auf einmal einzusetzen, unterstützt das Gedächtnis. Einen interessanten Artikel in der Zeitung können Sie sich selber laut vorlesen. Damit regen Sie mindestens vier Hirnregionen an: das Sehhirn, das Sprachzentrum, das das Gelesene versteht, die motorische Hirnrinde, die die Sprechmuskeln in Bewegung setzt, und das Areal, das für das Gehörte zuständig ist. Siehe **Abbildungen 4 und 5 auf den Seiten 17 und 18**. Wenn Sie etwas planen und dazu ein Stichwort aufschreiben, kombinieren Sie die körperliche Aktivität des Schreibens mit dem visuellen Schriftbild und geben sich dabei mehr Zeit für die Erinnerungsbildung. Um Gebrauchsanweisungen oder neue Begriffe besser zu verstehen, hilft oft eine kleine Skizze. Bleistift und Papier sollte man deshalb immer bei sich haben.

Tatsachen und Erlebnisse, die uns emotional bewegen oder von einem hohen Gefühlswert für uns sind, vergessen wir nicht so schnell. Wichtigkeit und Emotionalität sind so genannte «Gedächtniskleister». Sie helfen, Gedanken und Erinnerungen im Gedächtnis zu speichern. Die Telefonnummer einer geliebten Person merkt man sich leichter als die einer Amtsstelle.

Wenn wir zum Beispiel eine Fremdsprache lernen, behalten wir das Ziel im Auge – Ferien in Italien oder Briefe an die Enkel in Kalifornien. Das Lernen im geselligen Rahmen kann einem leichter fallen. Es gilt, das einzigartige hoch entwickelte Netzwerk unseres Gehirns, das Wissen und Gefühle vereinigt, zu nutzen.

Gezieltes kognitives Training: Eine Studie von K. Warner Schaie hat gezeigt, dass sowohl das räumliche Orientierungsvermögen als auch die Fähigkeit, logische Schlussfolgerungen zu ziehen, gezielt trainiert und verbessert werden können. Fünfundsechzigjährige Menschen, die in den vergangenen 14 Jahren eine Abnahme dieser Fähigkeiten zeigten, bekamen fünfmal eine Stunde individuelles Strategie-Training. Sie übten die Fähigkeit, logische Schlussfolgerungen für Handlungen zu ziehen. Sechsundsechzig Prozent der Menschen, die am Training teilnahmen, zeigten eindeutige Verbesserungen. Vierzig Prozent der Teilnehmer erlangten sogar ihr Leistungsniveau vor 14 Jahren zurück. Sieben Jahre später wurden die Gruppen wieder untersucht. Die Trainingsgruppe zeigte immer noch Vorteile gegenüber der Kontrollgruppe, die kein spezielles Training absolviert hatte.

Wahrscheinlich wird hier nicht das Gedächtnis als solches trainiert und damit verbessert, sondern die Strategien zur Gedächtnisbildung und zum Abrufen der Erinnerungen. Dies erfolgt wohl am besten, wenn es in einem Gesamtprogramm geschieht, in dem neben körperlicher und geistiger Aktivität die Persönlichkeit des Menschen mit seinen individuellen Werten, seiner Lebenserfahrung und Gefühlswelt angesprochen wird.

Individuelle Begabungen einsetzen

Individuelle Stärken werden im Alter immer wichtiger, weil diese Fähigkeiten oft ein Leben lang genutzt wurden und deshalb auch im hohen Alter erhalten bleiben. Der amerikanische Erziehungswissenschaftler Howard Gardner hat eine Liste solcher Begabungen – er nannte sie «multiple Intelligenzen» – vorgeschlagen (Tab. 24). Im Zeitalter der Intelligenztests wurden nur die mathematische und die sprachliche Begabung geprüft. Dies ergibt ein zu einseitiges Bild. Die Idee der vielfältigen Intelligenzen ist nicht nur für das Schulalter von Bedeutung, sondern gilt für Menschen in jedem Alter.

Es gilt, auf diese persönlichen Begabungen Rücksicht zu nehmen und die individuellen Fähigkeiten und Stärken älterer Menschen anzusprechen. Eine Person, die eine ausgeprägte Freude an der Sprache hat und am Umgang mit Wörtern und Symbolen, wird vielleicht ein Kinderbuch für die Enkelkinder schreiben oder eine Familienchronik zusammenstellen. Das Aufschreiben von Familiengeschichten kann ein wertvolles Geschenk für zukünftige Generationen sein. Als Zeitdokument kann eine solche Chronik auch wichtige Information über vergangene Zeiten liefern. Wie war es damals in der Schule, was für Ängste hatte man während des Krieges, wie wurden Krankheiten behandelt, wie sah der Alltag im Haushalt aus?

Menschen, die Freude an Körperbewegung haben, können Alterssport treiben oder in einen Tanzkurs gehen. Personen mit Begabung im Umgang mit anderen Menschen und ihren Problemen finden Befriedigung in einer sozialen Tätigkeit, wie zum Beispiel im freiwilligen Einsatz in Kindertagesstätten oder im Pflegeheim oder in der Übernahme einer Vormundschaft.

Tabelle 24: Multiple Intelligenzen

Spezielle Fähigkeit	
1. sprachliche	Gebrauch von Sprache, Symbolen
2. logisch-mathematische	versteht Zahlen, logische Zusammenhänge
3. räumliche	räumliches Vorstellungsvermögen, Zeichnen, Architektur, Handwerk
4. musikalische	Sinn für Melodien, Takt, Harmonie
5. körperlich-kinetische	beherrscht Körperbewegungen, Geschicklichkeit, Sport
6. Naturverständnis	Natur- und Umweltbewusstsein
7. soziale *	geht auf Gefühle und Absichten anderer Menschen ein
8. ichbezogene *	kennt eigene Gefühle, Absichten und entsprechende Reaktionen
	(nach H. Gardner)

* Gelegentlich als «Emotionale Intelligenz» bezeichnet

Gesundheitliche Gründe können den Wechsel von einem Gebiet auf ein anderes bedingen. Als der berühmte amerikanische Psychologe B. F. Skinner im Alter von einem schweren Augenleiden befallen wurde, konnte er nicht mehr lesen. Dies war für ihn ein schwerer Schlag, weil es ihn zwang, seinen geliebten Beruf aufzugeben. Er wandte sich seinem anderen großen Interesse, der Musik, zu. Eine neue Welt ging für ihn auf. Er behielt seine positive Lebenseinstellung und diktierte sogar ein Büchlein mit dem Titel «Enjoying Old Age» *(Das Alter genießen).*

Mit Stress umgehen

Andauernder starker Stress ist schädlich. Ständig das Gefühl zu haben, dass man eine Situation nicht meistern kann und keine Möglichkeiten sieht, die Situation zu verbessern, führt mit der Zeit zu gesundheitlichen Problemen. Das Risiko für Kreislauferkrankungen hängt – neben Vererbung und Lebensstil – von der empfundenen Belastung der Lebensumstände ab. Chronischer Stress beschleunigt Alterungsprozesse. Bei Resignation kommt es zum Abgleiten in das so genannte «Burn-out-Syndrom». Man fühlt sich innerlich ausgebrannt und verliert die Motivation. Strategien müssen entwickelt werden, um Zeichen von Stress frühzeitig zu erkennen und Maßnahmen zu ergreifen, um seine Auswirkungen zu vermeiden.

Ein erster Schritt ist, sich bewusst zu werden, wie man selber mit Problemen im Leben umgeht. Haben Sie die Tendenz, zu viel auf einmal auf sich zu nehmen, begegnen Sie neuen Situationen grundsätzlich mit Skepsis, geraten Sie schnell in Panik, wenn Sie die Übersicht verlieren? Wenn Sie früher im Leben gelernt haben, flexible Strategien anzuwenden und Frustrationen zu bewältigen, fällt es jetzt leichter, Lösungen zu suchen.

Die persönliche Einstellung zu schwierigen Situationen spielt eine nicht zu unterschätzende Rolle. Soweit wie möglich gilt es, eine Situation vorerst als eine Herausforderung zu verstehen und nicht gleich als Stress. Dazu gehört der Glaube an die eigenen Kräfte und das Setzen von kleinen Etappenzielen, die man erreichen kann.

Da die empfundene Belastung, auch bei einer hohen Beanspruchung, weitgehend vom Grad der Eigenkontrolle abhängt, müssen Möglichkeiten gesucht werden, um den Bereich der Eigenkontrolle zu erweitern und mehr Autonomie zu erhalten. Wenn sich jemand dauernd mit hohem Einsatz für einen kranken oder gebrechlichen Menschen sorgt, kann die Belastung zu groß werden. Verwandte oder Freunde können hier einen Teil der Arbeit übernehmen, um der Person mit der dauernden Pflegeaufgabe mehr Freiheit für die eigenen Bedürfnisse zu geben.

Weil im Alter das Zeitgefühl beschleunigt ist und weil sowohl die Denkprozesse als auch die allgemeine Mobilität verlangsamt sein können, ist es von entscheidender Bedeutung, genügend Zeit für sich selber und zur Erfüllung von Aufgaben zur Verfügung zu haben. Das Rasen von einem Ort zum andern oder das Gefühl, man müsse sämtliche Vorhaben innert kürzester Zeit realisieren, führen zu Nervosität und Stress. Lieber eine halbe Stunde zu früh am Bahnhof sein, als erschöpft und gehetzt in den Zug zu springen. Machen Sie im Voraus einen Zeitplan und setzen Sie Ihre Prioritäten.

Es gibt belastende Situationen, denen man weder ausweichen noch mit bestem Willen etwas Positives abgewinnen kann. Für diese Fälle steht eine breite Palette Maßnahmen zur Verfügung, die helfen, dass kein Stressgefühl entsteht oder dass der Stress vermindert wird, zum

Beispiel autogenes Training, Yoga und Atemübungen. Dazu kommen weitere Strategien, wie Abstand vom Problem nehmen – zum Beispiel einen Ausflug oder eine Ferienreise. Auch ein ruhiger Spaziergang ist eine Gelegenheit zum Entspannen und Nachdenken. Körperliche Aktivität in Form von Arbeit oder Sport unterstützt die Stressbewältigung. Gespräche mit Freunden oder das Schreiben eines Tagebuches sind besonders wertvolle Hilfen.

Der Schriftsteller Romain Rolland hat die Musik als «Schlüssel zu unserer Seele» bezeichnet. Weil Melodie, Harmonie und Rhythmen einen großen Einfluss auf unser Denken und Fühlen ausüben, kann die Musik als Mittel gegen Stress eingesetzt werden. Zudem fördert die Musik die allgemeine Lebensfreude, ob man sie nur hört oder ob man selber musiziert.

Sich den Kummer von der Seele schreiben

Dafür muss man nicht Schriftsteller sein. Wissenschaftliche Studien zeigen, dass das ausführliche Niederschreiben von belastenden persönlichen Erlebnissen hilft, sie besser zu verarbeiten. Menschen nach traumatischen Erlebnissen wurden angehalten, sich ihre Gedanken, Gefühle, Ängste und Hoffnungen «von der Seele zu schreiben». Stil, Wortschatz und Orthographie spielten dabei keine Rolle, der Text war höchst persönlich und wurde auch niemandem gezeigt. Wichtig waren das ungeschminkte Niederschreiben der inneren Gemütslage und das Bewusstwerden der verdeckten Ängste, Wünsche und Hoffnungen.

Diese Methode wurde auch im Zusammenhang mit Krankheiten angewandt. Eine Studie zeigte, dass das Niederschreiben der erlebten Belastung bei Asthma- und Arthritispatienten eine Verbesserung der Symptome bedeutete. In der Testgruppe wurden Patienten gebeten, für sich selber sowohl über ihre belastenden Erlebnisse und Ängste zu schreiben als auch über ihre Wünsche und Hoffnungen. Patienten in der Kontrollgruppe schrieben über harmlose Alltagsereignisse. Es wurde ausdrücklich festgehalten, dass keine andere Person den Text lesen würde. Beide Gruppen bekamen ihre gewohnten Medikamente. In den folgenden vier Monaten kontrollierten Ärzte den Krankheitsverlauf, ohne zu wissen, zu welcher Gruppe die Patienten gehörten.

Nach Ablauf der vier Monate zeigte die Hälfte der Patienten/Patientinnen in der Testgruppe eine deutliche Verminderung ihrer Symptome, und sie fühlten sich auch allgemein besser. Es ist anzunehmen, dass vom

Gehirn aus kontrollierte physiologische und immunologische Prozesse positiv auf die Krankheit eingewirkt haben und damit auch die Gemütslage verbesserten – ein gutes Beispiel für psychosomatische Wechselwirkungen.

Die Studie hat gezeigt, dass die Verarbeitung von emotionalem Stress durch das Schreiben die medizinischen Maßnahmen unterstützt und den Behandlungserfolg begünstigt. Die Gelegenheit, ihre negativen Emotionen auszudrücken, hat den Patienten geholfen, ihre Probleme zu erfassen und in eine weitere Perspektive zu versetzen.

Der Mensch ist ein soziales Wesen

Der Mensch ist ein zutiefst soziales Wesen. Mehr als 50 % der menschlichen Aktivität findet in der Interaktion mit anderen Menschen statt. Und die ist essenziell. In der Gemeinschaft mit anderen Menschen findet der Einzelne seinen Platz in der Welt, erfährt Anerkennung und entwickelt Werte und Motivation. Soziale Signale in der Form von Sprache, Gestik und Körperposition werden ständig gesendet und empfangen. Schwierigkeiten, diese Signale zu interpretieren und entsprechend darauf zu reagieren, können zu schweren Auseinandersetzungen führen, wenn nicht zur sozialen Isolation.

Ohne die Anteilnahme von anderen Menschen, die sich um sie kümmern und ihre Anliegen ernst nehmen, neigen junge Menschen manchmal zu Aggression und sinnlosem Risikoverhalten, während Ältere ihre Lust am Leben verlieren und gesundheitliche Schäden erleiden.

Das soziale Netz pflegen

«Die Gesellschaft stagniert ohne den Impuls des Individuums. Der Impuls des Individuums erlischt ohne die Förderung der Gesellschaft.»

William James (1842–1910)

Der Philosoph und Psychologe William James hätte das gegenseitige Verhältnis von Individuum und Gesellschaft nicht treffender beschreiben können, ein Verhältnis, das durch sämtliche Lebensphasen besteht.

Das soziale Netz umfasst gegenseitige Verpflichtungen und vermittelt ein Gefühl der Geborgenheit. Ältere Menschen brauchen oft Unterstützung – einerseits bei der Bewältigung des Alltags und anderseits bei der Befriedigung ihrer emotionalen Bedürfnisse. Dazu gehören Vertrauen, Liebe und Achtung.

Alltägliche Bedürfnisse müssen bei Einschränkungen abgedeckt werden: kochen, waschen, einkaufen, putzen. Diese Leistungen können durch die Familie, durch Freunde oder Organisationen wie spitalexterne Pflege, Mahlzeiten- oder Haushilfedienst erbracht werden. Optimal ist es, wenn emotionale und praktische Bedürfnisse gleichzeitig berücksichtigt werden.

Die körperliche und psychische Unterstützung kann aber übertrieben werden und die älteren Menschen in eine gelernte Hilflosigkeit und Abhängigkeit führen. Studien haben gezeigt, dass die Möglichkeit, die eigene Handlungsfreiheit zu bewahren, einen positiven Einfluss auf die Lebensgestaltung von älteren Menschen hat: so viel Hilfe wie nötig – aber so viel Autonomie wie möglich.

Ältere Menschen wollen aber nicht nur für sich leben. Ihr Selbstwert wird bestätigt, wenn sie sich im Rahmen ihrer Möglichkeiten für notwendige Aufgaben einsetzen können.

Gegen die Gefahr von Isolation und Vereinsamung muss wenn möglich jeder Einzelne die Initiative ergreifen. Ein über 70-jähriger Freund von uns – ein Witwer – rief uns von Zeit zu Zeit an, er habe heute Abend Zeit und würde gern zu uns zum Nachtessen kommen.

Sich engagieren

Sigmund Freud bezeichnete Produktivität und Kreativität als wichtige emotionale Faktoren im menschlichen Leben. Diese Qualitäten sind keine Privilegien der jungen Menschen. Jeder Mensch kann auf seine Weise kreativ und produktiv im Rahmen seiner Begabungen und Möglichkeiten sein. Wir können sehr viele Beispiele in unserem Alltag sehen: Ein pensionierter Gärtner übernimmt das Kompostwesen seiner Gemeinde. Ein emeritierter Medizinprofessor stellt seine Bildhauerarbeiten aus. Eine Hotelfachfrau geht nach Nepal mit der internationalen Entwicklungszusammenarbeit und hilft den Menschen dort mit der Geschäftsführung eines Hotels.

Es ist eine weit verbreitete Meinung, dass alte Menschen hauptsächlich konsumieren und kaum noch produzieren. Volkswirtschaftlich gesehen gelten als produktiv nur die Produkte oder Dienstleistungen, die einen Geldwert erbringen. Das berechnete Bruttosozialprodukt schließt nur bezahlte – und keine unbezahlte – Arbeit ein. Würden jedoch all die unzähligen Stunden Freiwilligenarbeit mitgezählt, die ältere Menschen in ihrem Alltag erbringen, sähe die Rechnung anders aus.

In der Schweiz engagieren sich etwa 70 % der Seniorinnen und Senioren als Freiwillige für andere. Der ehrenamtlich geleistete Arbeitseinsatz der Organisation «Senioren helfen Senioren», das heißt, organisierte Freiwilligenarbeit von Rentnerinnen und Rentnern zugunsten anderer Rentner außerhalb der Familie, entspricht einem Geldwert von mehreren hundert Millionen Euros. Dazu kommt noch die Betreuung von Angehörigen.In der Schweiz werden 80 % der Menschen über 80 Jahren zu Hause gepflegt, eine Arbeitsleistung, die CHF 10–12 Milliarden kosten würde.

Die Betreuung von Enkelkindern ist weit mehr als ein guter «Hütedienst». Kinder lernen viel über ihre Umwelt und entwickeln Werte und soziale Umgangsformen in einer vertrauten Umgebung. Für Babys mit einer depressiven Mutter sind Großeltern besonders wichtig.

Neben der Arbeit in der Familie leistet die ältere Generation einen grossen Beitrag in Programmen, die den Zusammenhalt der Generationen fördern. Als Beispiel dient das Programm einer Stadt im amerikanischen Bundesstaat Massachusetts. Dort findet ein reger Briefwechsel zwischen Viertklässlern und Senioren statt. Dadurch erfahren beide Generationen, dass in den vergangenen Jahren zwar vieles gleichgeblieben ist, aber dass sich auch vieles verändert hat. Es hat einen Schüler getröstet, dass sein Briefpartner in seinem Alter auch Mühe mit der Rechtschreibung hatte. Eine Schülerin wurde neugierig, als ihre Schreibpartnerin ihr von ihrem Leben auf dem Bauernhof erzählte. Ein Schreiber der Großelterngeneration musste fragen, was Nintendo heißt.

Am Schluss des Programms gibt es ein großes Fest für alle Briefpartner. Die Begeisterung ist auf allen Seiten groß. Der Briefwechsel ermöglicht Freundschaften, die sich auch nach Beendigung des Programms fortsetzen.

Glück bewusst erleben

Warum sind viele Menschen heute nicht glücklich, obwohl es ihnen körperlich, geistig und finanziell nicht schlecht geht? Der amerikanische Psychologe Mihaly Csikszentmihalyi weist auf den Unterschied zwischen Tätigkeiten, die Menschen glücklich machen, und Aktivitäten, die meistens unbefriedigend sind. Den Unterschied sieht er im Grad des persönlichen Engagements. Nur eine längere, innige Beschäftigung bringt ein tiefes Gefühl der Erfüllung: ein pensionierter Lehrer, zum Beispiel, der mit Leidenschaft die Geige in einem Orchester spielt. Die Aktivität kann aber auch die Erfüllung einer sozialen Aufgabe sein, wie Kinderhüten oder Mitarbeit als Freiwillige/r in einem Seniorenheim. Auch bei eingeschränkten finanziellen Mitteln und gesundheitlichen Problemen ermöglicht das persönliche Engagement ein erfülltes Leben.

Ein kurzes, intensives Engagement verschafft zwar einen momentanen «Kick», aber kein dauerndes Glücksgefühl. Das Fehlen eines befriedigenden und dauernden Engagements auch bei guter Gesundheit und überdurchschnittlichen finanziellen Mitteln birgt die Gefahr der Langeweile und Frustration und kann zu Resignation führen.

Altersweisheit – möglich und erstrebenswert

Meyers Grosses Taschenlexikon definiert Weisheit im Unterschied zur Klugheit als «eine menschliche Grundhaltung, die auf einer allgemeinen Lebenserfahrung und einem umfassenden Verstehen und Wissen um Ursprung, Sinn und Ziel der Welt und des Lebens sowie um die letzten Dinge gegründet ist».

Der deutsche Altersforscher Paul Baltes hat mit seinen breiten wissenschaftlichen Untersuchungen viel zu unserem Verständnis von Weisheit beigetragen, indem er verschiedene Faktoren unterscheidet, die zur Weisheit gehören. Dazu gehören allgemeine faktische und praktische Kenntnisse, die das Leben in der jeweiligen Kultur erleichtern, allgemeine Menschenkenntnisse sowie die Fähigkeit, Lebensprobleme in einem weiten Zusammenhang – sozial, ökologisch und individuell – anzugehen. Wichtig ist die Anerkennung von individuellen Unterschieden in Werten, Zielen und Prioritäten. Man wird tolerant. Sowohl rationale wie auch emotionale Faktoren werden gebührend berücksichtigt. Ein weiteres Attribut von «Weisheit» ist die Anerkennung von Unsicherheiten und Widersprüchen im Leben, die Einsicht, dass alle Voraussagen über die Weiterentwicklung eines Individuums oder die Weltgeschichte nie sicher, sondern nur wahrscheinlich bleiben. Dies führt zu einer gewissen Gelassenheit sich selber und den Unsicherheiten des Lebens gegenüber.

Neue neuropsychologische Studien bestätigen, dass ältere Menschen eine höhere emotionale Stabilität, ein besseres Gleichgewicht von positiven und negativen Gefühlen, erreichen. Zwischen 12–79 Jahren entwickelt sich eine Region im Stirnhirn, die eine effizientere Kontrolle von negativen Emotionen ermöglicht. Beim Anblick stark emotional ansprechender Bilder wird die Amygdala von älteren Menschen mehr bei positiven Bildern als bei negativen Bildern aktiviert, während die Aktivierung bei jungen Menschen bei positiven und negativen Bildern gleich bleibt. Die älteren Menschen erinnern sich auch besser an positive Erlebnisse als an negative, wie im alten Kalenderspruch «Mach' es wie die Sonnenuhr, zähl' die schönen Stunden nur.»

Der wichtigste Unterschied zu früheren Lebensabschnitten ist die große Menge von Erfahrungen, die ältere Menschen im Verlaufe ihres Lebens gesammelt haben. Es gilt, diese Besonderheit, die sie von jüngeren Menschen unterscheidet, wahrzunehmen, zu pflegen und weiterzuentwickeln. Aus diesem Blickwinkel kann Alter auch nie als eine Imitation der Jugend betrachtet werden. Aber es geht nicht nur um das blosse *Ansammeln* von Erfahrungen. Sie werden ständig auf aktuelle Situationen bezogen, bewertet und wenn nötig angepasst. Im Gegensatz zu jungen Menschen blicken alte Menschen sowohl im persönlichen Umfeld wie auch in der Weltpolitik auf eine lange Periode zurück. Sie haben erlebt, was sie selber im Leben erreicht haben und was aus ihren Klassenkameraden geworden ist. Sie haben Wirtschaftskrisen durchgemacht und die Konsequenzen politischer Entscheidungen erfahren. Irrtümer mussten korrigiert werden, und ein Umdenken war oft unumgänglich.

Die Hirnentwicklung liefert eine Basis für Altersweisheit. Areale in der Hirnrinde, die rationale Denkprozesse steuern, und darunter liegende Hirnrindenareale, die emotionale Reaktionen auslösen, werden maximal verbunden. Die unteren Areale sind Teil des limbischen Systems, ein uraltes System, das schon bei Reptilien vorhanden ist, während die Hirnrinde sich in der Evolution beim Menschen besonders entwickelt hat. Im Alter von 30 bis 60 Jahren verstärkt sich die Verbindung zwischen dem ältesten und dem neusten System. Damit ist die Voraussetzung für ein Gleichgewicht von Wissen und Gefühlen gegeben. Diese Vernetzung ist die notwendige neuronale Basis für die Altersweisheit – sie ist aber nicht genügend. Weisheit kommt nicht von allein. Sie braucht die sinnvolle und offene Auseinandersetzung mit aktuellen Ereignissen und die ausgewogene Beurteilung der Lebenserfahrungen.

Das Bewusstsein der Endlichkeit des Lebens und der Nähe des eigenen Endes verleiht dem Alter eine besondere Perspektive, die zur Weisheit beitragen kann. Spirituelle Werte nehmen zu. Ältere Menschen stellen vermehrt Fragen nach dem Sinn des Lebens. Sie haben Erfahrung mit Grenzsituationen, haben von geliebten Menschen Abschied genommen, sind oft selber dem Tode nahe gestanden. In ihrem Umgang mit den letzten Fragen über Leben und Tod haben ältere Menschen eine Vorbildfunktion für nachfolgende Generationen.

Kapitel 6

Das ganze Leben im Überblick

Lebensphasen – Kompetenzen mit Grenzen

Die Gesellschaft ist daran, ein neues, zeitgemäßes Altersbild zu erarbeiten. Das Konzentrieren auf Defizite wird durch das Betonen von Kompetenzen ersetzt. Dies ist an sich eine erfreuliche Entwicklung. Doch ist es wichtig, die Rolle des Alters nicht abgesondert von der ganzen Lebensspanne zu betrachten. Die spezifischen Qualitäten jedes Altersabschnittes sollen anerkannt, gefördert und geschätzt werden. In jeder Lebensphase sind den Kompetenzen Grenzen gesetzt, Grenzen, die berücksichtigt werden müssen. Es wäre deshalb von Vorteil, von «Kompetenzen mit Grenzen» zu sprechen, wobei die Grenzen nicht als Defizite zu betrachten sind. Das Kind entdeckt spielend seine Welt. Es hat ein enormes Potenzial an Neugierde, Fantasie und Entdeckungsfreude. Seine Grenzen sind aber ein geringeres Verständnis der Ursachen und der komplexen Zusammenhänge seiner Beobachtungen und Erlebnisse. Zu den Kompetenzen der Erwachsenen gehört ein erweitertes Verständnis dieser Zusammenhänge. Dazu erlangen sie die Fähigkeit, sich Ziele für die Zukunft zu setzen und vielfältige Sachverhalte gegeneinander abzuwägen. Ihre Freiheit wird durch die Übernahme von Verantwortung im Beruf und in der Familie eingeschränkt. Die Phase des Alters hat ihre eigene Kombination von Stärken und Einschränkungen. Alten Menschen werden durch das Abnehmen der Sinnesleistungen, der Mobilität und der Schnelligkeit des Denkens altersspezifische Grenzen gesetzt. Doch die große Menge Erfahrungen ermöglicht älteren Menschen eine umfassende Denkweise. Pierre Teilhard de Chardin betont die nicht zu unterschätzende Aufgabe der älteren Generation, wenn er sagt: «Die Zukunft liegt in den Händen jener, die der kommenden Generation triftige Gründe dafür geben, zu leben und zu hoffen.»

Vier Generationen: Herausforderungen und Möglichkeiten

Mit der Zunahme der Lebenserwartung vergrößert sich der Zeitraum, den ein Mensch überblicken kann. Wir nähern uns sogar schon der Fünf-Generationen-Gesellschaft. Noch nie hatten so viele Menschen die Möglichkeit, so viele Erinnerungen an historische und gesellschaftliche Ereignisse und Veränderungen zu sammeln und sie den folgenden Generationen mitzuteilen. Es ist natürlich, dass diejenigen, die am Anfang des Lebens stehen, hauptsächlich an die Zukunft denken. Jugendliche wollen die Chance haben, Tatsachen und Ereignisse zuerst aus ihrem eigenen Blickwinkel anzuschauen und zu verarbeiten, was aber nicht heißt, dass sie sich nicht für die Vergangenheit interessieren. Wir brauchen dringend sowohl die vertiefte Denkweise und den breiten Erfahrungsschatz des Alters als auch die Spontaneität und den frischen Blick der Jugend. Eine Gesellschaft, die an die Zukunft denkt, sorgt dafür, dass die Generationen nicht nur nebeneinander, sondern miteinander leben.

Praktisch heißt das, dass die Gesellschaftsform, die aus den starren, vertikalen vier Phasen Ausbildung, Familie, Arbeit und Ruhestand besteht, um eine durchlässigere, horizontale Dimension erweitert werden sollte. Übergänge sollten fließender werden und die verschiedenen Altersgruppen stärker durchmischt. Kontakte zwischen den Generationen innerhalb der Wohngemeinde sind zu fördern. Teilzeitarbeitsangebote, Umschulungsprogramme und Gelegenheiten für lebenslanges Lernen müssen ausgebaut werden.

Eine Grundlage für das optimale Funktionieren der Gesellschaft ist der gegenseitige Respekt für die Menschen in jeder Generation. Dies bedingt, dass alte Menschen die Probleme, Ängste und Visionen der Jugend wahrnehmen und ihr Bestreben nach einer besseren Welt anerkennen. Junge Menschen sollen die Probleme und Ängste der alten Generation wahrnehmen und ihre Vor-Leistungen anerkennen. Gefördert wird die Annäherung der Generationen durch das Verständnis für die große Individualität der Menschen und für die Tatsache, dass wir trotz aller Unterschiede zur gleichen «Familie» gehören.

Wir leben heute in einer Welt, die sich extrem schnell verändert, und werden ständig mit neuen Aufgaben und Möglichkeiten konfrontiert. Die Begegnung mit anderen Kulturkreisen stellt viele traditionelle Haltungen und Verhaltensweisen in Frage. Die konstruktive Auseinandersetzung mit den Werten und Perspektiven anderer Menschen sollte dogmatische Haltungen und negative Vorurteile weitgehend verhindern, ohne dass die eigenen positiven Werte und Traditionen verloren gehen müssen.

Die Friedensforschung und die gerechte Verteilung der Weltressourcen sind bedeutsame Schwerpunkte geworden. Fortschritte auf den Gebieten der Medizin und der Genetik zwingen uns, neue ethische Richtlinien zu suchen. Um Probleme von solchem Ausmaß anzugehen, ist die Gesellschaft mehr und mehr auf die Einhaltung universaler Werte angewiesen. Wie Paul Baltes in diesem Zusammenhang erklärt hat, werden ökonomische Perspektiven allein, religiöse Perspektiven allein, nationale Perspektiven allein einander in die Quere geraten und einen Fortschritt verunmöglichen. Nur zusammen und in Verbindung mit der Wissenschaft kann die Menschheit den großen Herausforderungen begegnen, die auf sie zukommen. Dies wird nur gelingen auf der Grundlage des gegenseitigen Respekts für die Menschen aller Generationen und aller Kulturen.

Glossar

Amygdala: Als Teil des limbischen Systems reagiert die Amygdala vorwiegend auf negative emotionale Inhalte.

autonomes Nervensystem: Dieses besteht im Wesentlichen aus dem sympathischen Nervensystem und dem parasympathischen Nervensystem. Sympathicus und Parasympathicus beeinflussen die Organe gegensätzlich: Der Sympathicus zielt eher auf «Kampf-Flucht», der Parasympathicus eher Richtung «Erholen-Stärken».

Axon: Nerv, Fortsatz eines Neurons, der Impulse an andere Neuronen, an Muskeln oder an Drüsen sendet.

Basalganglien: Strukturen, die bei der Planung von komplexen Bewegungen eine Rolle spielen. Ihr Einfluss ist aber nicht auf Muskelbewegungen beschränkt. Sie sind auch Teil der Netzwerke, die Denken und Sprache koordinieren.

Dendrit: Nervenzellfortsätze, die Impulse von Axonen anderer Nervenzellen empfangen.

EEG: Elektroenzephalogramm. Messung der elektrischen Aktivität der Nervenzellen im Gehirn

Epigenetik Veränderungen der Gen-Epression, die vererbbar sind, aber nicht auf einer Mutation des Gens beruhen. Diese Veränderungen können durch Nahrung, Umwelt oder Aktivität verursacht werden und sich auf folgende Generationen auswirken (Epigenetische Vererbung).

Hippocampus: Der Hippocampus ist wichtig für die Bildung und Speicherung von Erinnerungen.

Gen-Expression: Das Exprimieren einer in den Genen befindlichen Information in der Form von spezifischen Eiweißen. Dies ist die Schnittstelle zwischen Vererbung und Umwelt.

Hemisphäre: die rechte oder linke Hälfte des Gehirns

Hirnrinde (Kortex): Ihre große Oberfläche verdankt die Hirnrinde ihren vielen Furchen, Windungen, Einstülpungen und Falten, in denen die 100 Milliarden von Nervenzellen, die ein Hirn zum Funktionieren braucht, ihren Platz finden. Die Funktionen der Hirnrinde umfassen die Integration und Interpretation von sensorischer Information und von Wissen und Fühlen, das Erfassen der Gegenwart, das Erinnern an die Vergangenheit und das Planen für die Zukunft. Je nach Funktion werden verschiedene Areale besonders angeregt. Doch funktioniert das Netzwerk Gehirn immer als ein Ganzes. Die Hirnrinde ist in zwei Hälften (Hemisphären) unterteilt, die verschiedene Schwerpunktsfunktionen haben. Die linke Hirnhälfte kontrolliert vorwiegend die rechte Körperseite und umgekehrt. Die beiden Hirnhälften sind miteinander über eine breite Nervenfaserplatte, den Balken (corpus callosum), eng verbunden. Beim Menschen ist die Hirnrinde besonders stark entwickelt.

Hirnstamm: Der Hirnstamm zwischen Gehirn und Rückenmark ist das Zentrum für die Koordination der lebensnotwendigen Funktionen, wie Kreislauf und Atmung.

Hormon Biochemische Substanz, die von den inneren Drüsen produziert und in die Blutbahn ausgeschüttet wird. Das Hormon beeinflusst die Aktivität der Organe.

Hypothalamus: Der Hypothalamus ist das Zentrum für die interne Regulation der Organe (Kreislauf, Atmung, Verdauung, Stressbewältigung, Infektabwehr). Die Regulation erfolgt einerseits über Hormone und andererseits über das autonome Nervensystem.

Kleinhirn (Cerebellum): Wegen seiner Faltstruktur sieht das Kleinhirn wie eine reich verzweigte Baumkrone aus. Das Kleinhirn koordiniert und korrigiert Körperbewegungen, gehört aber auch zum Netzwerk «Denken».

kognitive Reserve Die Möglichkeit, trotz negativer altersbedingter Veränderungen normale Funktionen aufrecht zu erhalten. Die kognitive Reserve wird durch Erziehung, Bildung, Lebensweise und Umwelt aufgebaut.

limbisches System: Die neuronale Basis des emotionalen Verhaltens und damit auch an Motivation beteiligt. Dazu gehören Hirnrindeteile sowie Amygdala, Hypothalamus, Hippocampus und nucleus accumbens. Das limbische System wirkt auf Körperfunktionen wie Kreislauf, Atmung und Darmaktivität und spielt somit eine Rolle in der Psychosomatik.

MCI Leichte kognitive Beeinträchtigung. Zustand zwischen üblicher altersbedingter Abnahme der geistigen Leistungen und Demenz. Betrifft Gedächtnis und andere mentale Leistungen, erlaubt aber eine gute Bewältigung des Alltags.

MRI: Magnetresonanz-Bildgebung

Myelin: Isolierschicht um den Nerv, welche die Nervenleitgeschwindigkeit erhöht

Neuron: Nervenzelle

Neurotransmitter: chemischer Botenstoff, der in den Spalt der Synapse zwischen zwei Neuronen freigesetzt wird und eine Verbindung zwischen den Zellen bewirkt

peripheres Nervensystem: (im Gegensatz zum zentralen Nervensystem) Ausgehend vom Zentralnervensystem erreichen die peripheren Nerven die inneren Organe, Gelenke, Muskeln und Haut.

PET: Positron-Emission-Tomographie. Messung von Stoffwechselvorgängen im Gehirn

Rezeptor: Andockstelle an der Außenmembran der Zelle für Neurotransmitter, Hormone und Psychopharmaka. Dadurch wird die Aktivität der Zelle verändert.

Rückenmark: Das Rückenmark leitet Informationen von der Haut, von Muskeln, Gelenken, Gliedern und Organen an das Gehirn und sendet entsprechende Befehle zurück.

Streifung: eine kurze Unterbrechung der Blutzufuhr zu einem Teil des Gehirns

Synapsen: Kontaktstelle zwischen den Neuronen. Im menschlichen Gehirn befinden sich Trilliarden von Synapsen.

Thalamus: Der Thalamus vermittelt Sinneseindrücke zur Hirnrinde und zur Amygdala.

Vorderhirn: vorderer Teil der Hirnrinde, Präfrontalkortex

Zentralnervensystem: Gehirn und Rückenmark